Trainingsbuch Halbrolle®

Hinweise

Aus Gründen der besseren Lesbarkeit wird bei Personenbezeichnungen die männliche Sprachform verwendet. Gemeint ist sowohl die männliche als auch die weibliche und die diverse Form.

Das vorliegende Buch wurde sorgfältig erarbeitet. Dennoch erfolgen alle Angaben ohne Gewähr. Weder die Autorin noch der Verlag können für eventuelle Nachteile oder Schäden, die aus den im Buch vorgestellten Informationen resultieren, Haftung übernehmen.

Sollte diese Publikation Links auf Webseiten Dritter enthalten, so übernehmen wir für deren Inhalte keine Haftung, da wir uns diese nicht zu eigen machen, sondern lediglich auf deren Stand zum Zeitpunkt der Erstveröffentlichung verweisen.

Petra Schreiber-Benoit

WO SPORT SPASS MACHT

TRAININGSBUCH HALBROLLE®

ÜBUNGEN FÜR KOORDINATION, STABILITÄT UND GLEICHGEWICHT

DTB DEUTSCHER TURNER-BUND

Meyer & Meyer Verlag

Trainingsbuch Halbrolle®

Bibliografische Information der Deutschen Nationalbibliothek

Die Deutsche Nationalbibliothek verzeichnet diese Publikation in der Deutschen Nationalbibliografie; detaillierte bibliografische Details sind im Internet über <http://dnb.d-nb.de> abrufbar.

Auckland, Beirut, Dubai, Hägendorf, Hongkong, Indianapolis, Kairo, Kapstadt, Manila, Maidenhead, Neu-Delhi, Singapur, Sydney, Teheran, Wien

Member of the World Sport Publishers' Association (WSPA)

Gesamtherstellung: Print Consult GmbH, München

MIX
Papier | Fördert gute Waldnutzung
FSC® C084279
FSC www.fsc.org

ISBN 978-3-8403-7835-5

E-Mail: verlag@m-m-sports.com

www.dersportverlag.de

INHALT

DANKSAGUNG

An dieser Stelle möchte ich mich ganz herzlich bei Dr. med Tom Laser für das persönliche Vorwort bedanken. Uns verbindet eine jahrelange Freundschaft. Er ist als Orthopäde und Freund besonders. Ein besonderes Dankeschön gilt der Firma TOGU, welche in Zusammenarbeit mit mir die Halbrolle als neues Sporttool auf den Markt gebracht hat und mit mir gemeinsam bekannt macht. Herzlichen Dank auch meiner Lektorin Dr. Irmgard Jaeger.

Ich widme dieses Buch von ganzem Herzen allen Menschen, die Freude an der Bewegung gewinnen möchten. Freudvolle Bewegung tut der Gesundheit mit Körper, Geist und Seele gut.

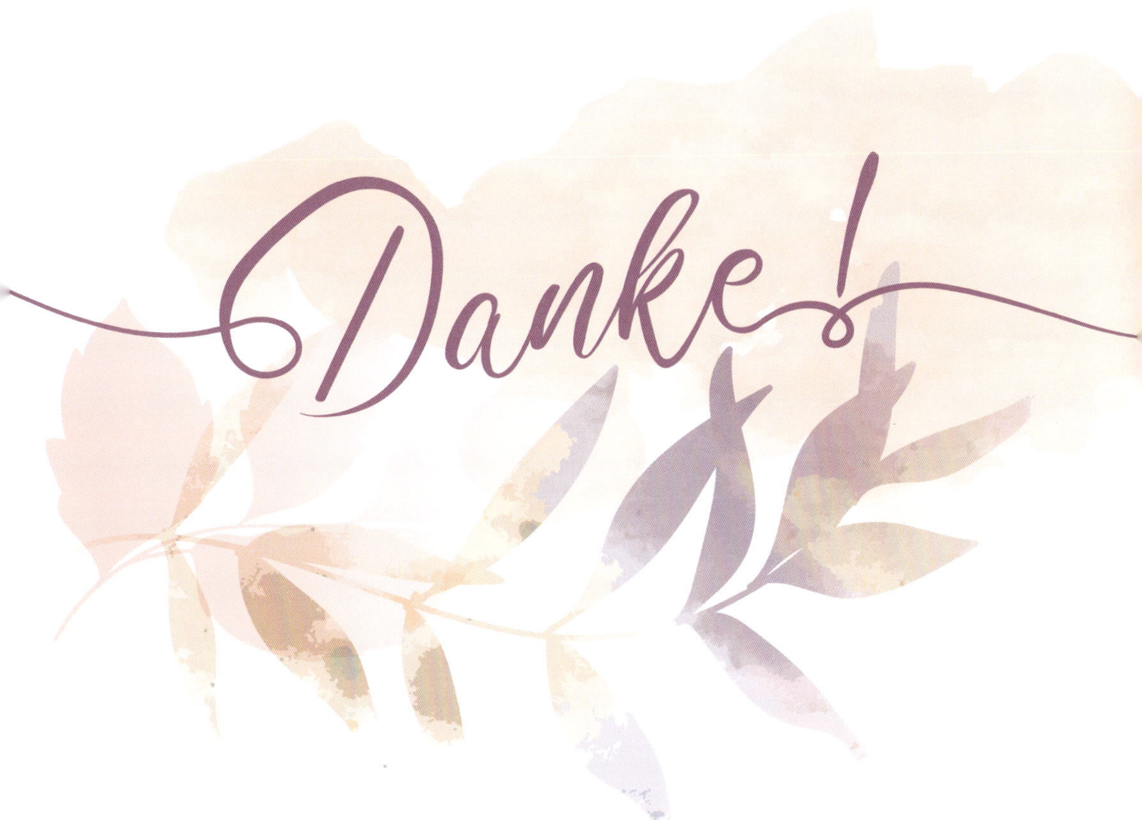

VORWORT DER AUTORIN

Um sich körperlich, geistig und seelisch fit zu halten, ist Bewegung das A und O. Spaziergänge in der Natur, Wanderungen hoch hinaus, das Ausüben spezifischer Sportarten oder Fitnesstraining moderat in allen Facetten fördern unsere Gesundheit, halten das Gehirn fit und steigern das Wohlbefinden. Darüber sind sich alle Wissenschaftler einig.

MEIN ANSPRUCH ALS EXPERTIN, TRAINERIN UND COACH:

Sportliches Training sollte immer Spaß machen, ob als Gruppengymnastik im Kursraum, als Personal Coaching oder alleine zu Hause.

Alles, was mit Freude und Spaß erlebt wird, dient der Gesundheit. Körper, Geist und Seele werden gleichermaßen profitieren. Macht man etwas nur, weil irgendwo beschrieben, es angeblich der Gesundheit nutzen soll, aber es werden keine positiven Emotionen dabei frei, wird es im Endeffekt auch nicht der eigenen Gesundheit dienlich sein. Mit der neuen Halbrolle® können Sie mit ganz viel Spaß und Freude trainieren. Der instabile Charakter der Halbrolle® wird Sie spielerisch herausfordern!

FUN-TASTISCHES TRAINING MIT DER HALBROLLE

Die neue Halbrolle ist ein fun-tastisches Sporttool, um ganzheitlich, effektiv, abwechslungsreich und freudbetont trainieren zu können.

Dieses Training macht nicht nur Spaß, sondern auch schnell leistungsfähiger. Es verringert die Erschöpfung und beugt über die verbesserte inter- und intramuskuläre Koordination Verletzungsanfälligkeiten vor. Sturzprophylaxe immer inklusive! Es entsteht ein positives Körpergefühl, das seelisch-geistig erfüllt.

Man kann es in seinen Alltag integrieren, als Fitnesstraining durchführen und in allen Sportarten als Basis- und Ausgleichstraining nutzen. Eine komplette Kursstunde lässt sich aufgrund der Vielseitigkeit und des Aufforderungscharakters der Halbrolle® ansprechend und höchst effektiv gestalten.

Allen Trainern und Sportlern, vom Hobby- und Gesundheitssportler bis hin zum Profisportler, steht ein neuartiges Sporttool zur Verfügung, das jede Trainingsstunde verzaubern wird. Jeder wird im Training lächeln bis lachen. Das ist vorprogrammiert!

Ich wünsche allen viel Spaß mit der Halbrolle®

Ihre Petra Schreiber-Benoit

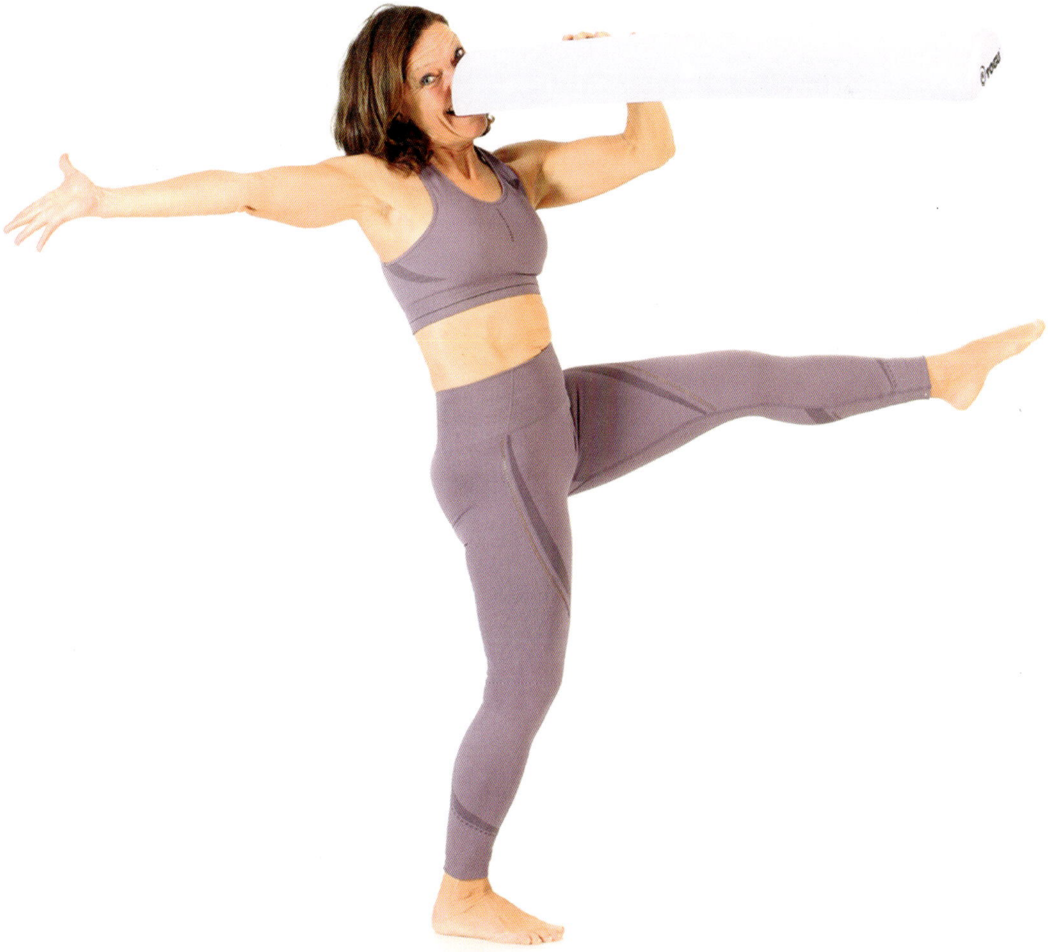

DIE HALBROLLE – EIN TOLLES TOOL

Schon lange habe ich mich nicht mehr so locker und entspannt in den Schultern gefühlt wie nach dieser Kursstunde bei Petra mit der Halbrolle. Petra hat die Kursstunde – wie immer – kompetent, motivierend und mitreißend gestaltet. Im Anschluss an die Übungen speziell für den Schultergürtel, die Arme und den Nacken konnte ich eine lange nicht mehr gefühlte und sehr wohltuende Entspannung im Schulterbereich und oberen Rücken und Nacken feststellen. Gerade für Menschen, die viel sitzen, am PC/Laptop/Tablet arbeiten, aber auch für Jugendliche, die sich oft stundenlang über ihr Handy beugen oder auch seit Corona oft mit kleinen Displays ihren Schulalltag bewältigen, sind diese Übungen mit der Halbrolle sehr zu empfehlen, um chronischen Verspannungen im Hals-, Nacken-, Schulterbereich sowie einem späteren Rundrücken vorzubeugen.

Jeanette Q.

VORWORT DR. MED. THOMAS E. LASER

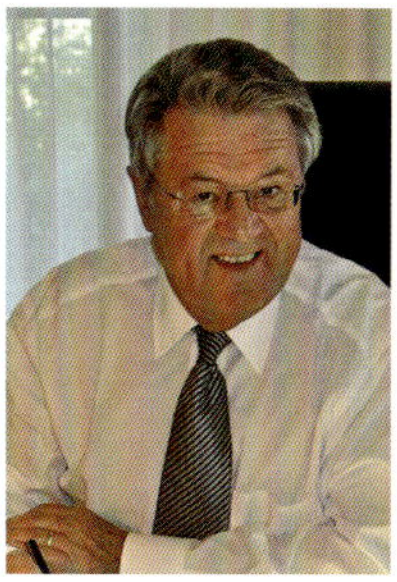

Wer Petra Schreiber-Benoit kennt, so wie ich seit über 30 Jahren, dem fällt es nicht schwer, zu ihrem neuesten Buch über die Halbrolle ein Vorwort zu schreiben.

Petra habe ich als junge, wissbegierige Sporttherapeutin kennengelernt und schon in den Anfängen der Rückenschule zusammen mit ihr wichtige Zusammenhänge zwischen Körper und seelischem Befinden erarbeitet. In den letzten Jahren hat Petra durch ihre überdurchschnittlichen Erfahrungen in der Sportwissenschaft sich ein Wissen angeeignet, das sie zu einer wahrhaftigen Expertin werden ließ. Viele selbsternannte „Experten" tummeln sich in der großen Gruppe der selbsternannten Ratgeber für Rückenleidende und Haltungs-Geschädigte. Ein wirklicher Experte ist in Wirklichkeit nur ein solcher, der von anderen Experten als „Experte" apostrophiert wird. Und Petra ist nach einhelliger Meinung der sportwissenschaftlichen Fachleute eine der bekanntesten Expertinnen auf diesem Gebiet. Man kennt Ihre fundamentalen Kenntnisse über die moderne Trainingslehre, wissenschaftliche Erkenntnisse zur Ernährung, Wechselspiel von Seele und körperlicher Befindlichkeit, um nur wenige Beispiele zu nennen. Ihre Begabung, diese Kenntnisse ihren Mitmenschen klar und in der Umsetzung einfach weitergeben zu können, ist der Schlüssel zu ihren vielfachen Erfolgen in ihren Lehrgängen, Schulungen und in Ihren Büchern. Ihre Empathie zu ihren Lesern und ihren „Schülern" ist bei ihr so eindrucksvoll, dass es nicht wundert, dass Petra zu eine der gefragtesten Fachleuten auf diesem Gebiet gerechnet wird.

Das neueste Buch über die Halbrolle ist wie alle bisherigen Bücher wieder etwas Außergewöhnliches, fachlich ohnehin nicht zu toppen. Die dazu gewohnt menschliche Nähe zu den Lesern wird dazu beitragen, das Buch erfolgreich werden zu lassen und es ungern wieder aus der Hand zu geben.

Dr. med. Thomas E. Laser

1

EINFÜHRUNG

Trainiert wird mit und auf der Halbrolle® immer Koordination, Stabilität, Gleichgewicht, Beweglichkeit, Elastizität und Kraft. Die halbrunde Form ermöglicht eine fast grenzenlose Übungsvielfalt im Stehen, Stützen, Liegen, Sitzen. Sie ist 90 Zentimeter lang. Dadurch kann der ganze Oberkörper auf der Rolle ruhen. Ein Abrutschen während des Trainings ist kaum möglich.

In meiner Sportpraxis hat sich gezeigt, dass das Trainieren mit der Halbrolle® fast uneingeschränkt möglich ist. Der größte Vorteil gegenüber der Pilates-Rolle ist die Druckentlastung der Dornfortsätze der Wirbelsäule. Diese knöchernen, recht spitzen Knochenenden direkt unter der Haut vom Darmbein bis zum Atlas, dem ersten Halswirbel, sind sehr druckempfindlich und mögen generell keinen Druck.

Beim Trainieren mit der Halbrolle® in Rückenlage wirkt kaum Druck auf die Dornfortsätze wie bei einer Rolle. Das ist ein großer Vorteil. Das Stehen auf der geraden Seite der Halbrolle® ist ein- oder beidbeinig mit oder ohne Sportschuhe sehr gut möglich und gleichzeitig hat man die instabile Trainingswirkung.

Festhalten der Halbrolle®: Die Halbrolle® ist mit den Händen gut greifbar, sodass sie zusätzlich wie ein Stab benutzt werden kann. Dies erhöht die Übungsmöglichkeiten enorm.

Einsatz für jedes Alter: Kinder, Ältere, Menschen mit kleinen Einschränkungen, fast jeder kann meist uneingeschränkt auf der Halbrolle® liegend, sitzend und auch stehend trainieren!

FAZIT

Die Halbrolle bietet fun-tastische Übungsmöglichkeiten für ein ganzheitliches, freudbetontes, äußerst effektives Training!

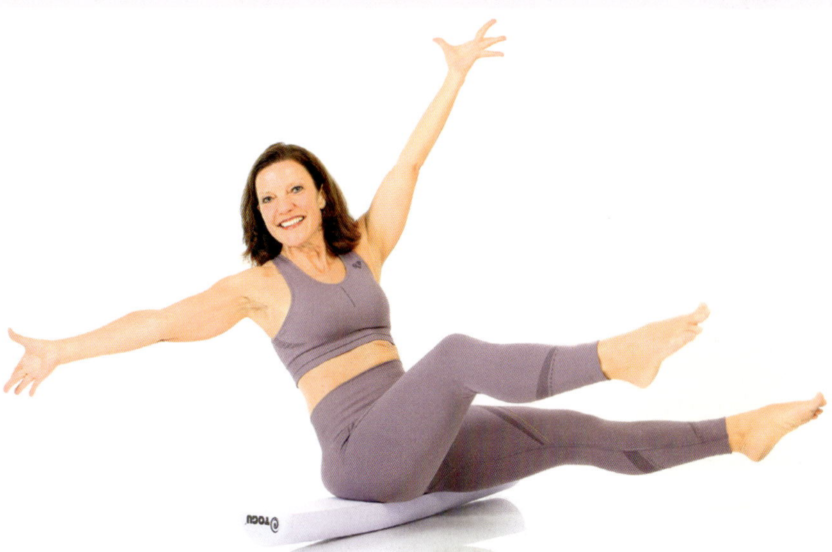

1.1 TECHNISCHE SPEZIFIKATIONEN

Die formbeständige Halbrolle® ist hervorragend geeignet für ein effektives Stabilisations-, Koordinations- und Gleichgewichtstraining. Sie ist aus EVA, einem neuartigen umweltfreundlichen Kunststoffschaum, der aus der Kombination von Ethylen und Vinylazetat hergestellt wird, ohne Weichmacher oder andere Hilfsstoffe. Er zeichnet sich durch eine hohe Abriebfestigkeit aus.

Maße der Halbrolle®:

90 cm x 15 cm x 7,5 cm – Gewicht: circa 670 Gramm –
Belastbarkeit: circa 150 Kilogramm

HINWEIS

Die Halbrolle ist bestens geeignet für das Training im Studio, in der Sporthalle und zu Hause.

1.2 WARUM IST EIN TRAINING MIT DER HALBROLLE® BESONDERS EFFEKTIV?

Die Instabilität der Halbrolle® stellt im Training eine geniale Herausforderung für alle Sinne dar. Übungen mit der Halbrolle® trainieren über Rezeptoren die sensorischen Prozesse mit ihren motorischen Handlungen. Die Verbesserung der koordinativen Fähigkeiten erhöht automatisch die Bewegungsökonomie im Alltag.

Als zentraler Faktor der motorischen Leistungsfähigkeit beeinflusst sie die Qualität aller Bewegungen. Je besser die Koordination ist, desto weniger Kraftaufwand ist zum Ansteuern eines Bewegungsziels erforderlich.

HINWEIS

Wie von selbst induziert die Halbrolle spielerisch das Wechselspiel zwischen sensorischen Reizen und der motorischen Umsetzung mit der Zielsetzung, die allgemeine Fitness und Leistungsfähigkeit zu verbessern und gleichzeitig die Resilienz zu stärken.

1.3 REAKTIVES, NEUROMUSKULÄRES TRAINING MIT DER HALBROLLE®

Wackelig neuronal – einfach genial!

Neuromuskulär wird ein Training immer dann, wenn das Zentralnervensystem (ZNS) und der Bewegungsapparat mit der Skelettmuskulatur gleichermaßen gefordert wird.

Über Propriozeptoren, auch Propriorezeptoren genannt, erhält das Gehirn über die afferenten Nervenbahnen die Informationen über Haltung, Bewegung und Lage des eigenen Körpers. Sie dienen also der Tiefenwahrnehmung von Stellung und Bewegung des Körpers im Raum, von Muskelspannung, Muskellänge und Gelenkstellung. Alle diese Informationen geben sie zum Kleinhirn (unbewusste Tiefenwahrnehmung) und zum Kortex (bewusste Tiefensensibilität) weiter, wo diese verarbeitet werden.

Propriozeptoren befinden sich in Muskeln, Sehnen, Bändern und Gelenken. Auf propriozeptive Signale reagiert das Gehirn und sendet Befehle über efferente Neuronen an die Muskeln. Die Muskulatur reagiert dann auf notwendige Positionsveränderungen des Körpers mit veränderten, angepassten Muskelspannungen. Dies alles läuft im Alltag unbewusst ab.

1.4 DIE PROPRIOZEPTION IST EINE WICHTIGE KOORDINATIVE FÄHIGKEIT

Haltung ist nicht statisch, sondern ein ständiges Zusammenspiel zwischen Empfangen von Stellimpulsen (Propriozeption), Reflexen, Zug und Gegenzug, Anspannung und Entspannung. Propriozeptive Übungen schulen das Wahrnehmen einer körperlichen Position sowie das Erlernen, Steuern und Anpassen von Bewegungen.

Es besteht zum Beispiel eine neuroanatomische Verbindung zwischen unserem Gleichgewichtsorgan und der Muskelgruppe der Extensoren. Verspannungen in der hinteren Kette dienen häufig als Schutzfunktion. Sie äußern sich meist in einer reduzierten Vorwärtsbeuge, Verspannungen im Beinbeuger oder in chronischen Rückenschmerzen.

Falsche Bewegungsvorstellungen, gerade auch bezüglich der Haltung, verstärken diese Defizite oftmals. „Wenn die Muskeln ihre Aufgabe optimal erfüllen, können sie kraftvoll das Skelett halten und gleichzeitig reaktionsbereit spontan auf Veränderungen reagieren" (Schreiber-Benoit, 2020).

INFOKASTEN

Ein sensomotorisches, propriozeptives Training bildet die Grundlage für eine optimale Bewegungsqualität. Die Bewegungen werden ökonomischer. Dies bedeutet, dass Bewegungsabläufe präziser mit einem verminderten Energie- und Kraftaufwand, sowie einem geringeren Ermüdungsgrad ausgeführt werden können.

1.5 „INSTABIL" TRAINIEREN FÜR MEHR BALANCE IM SPORT UND IM TÄGLICHEN LEBEN

Im Laufe eines Trainingsprozesses mit der Halbrolle® wird das Zusammenspiel von Muskeln und Nerven, das Wahrnehmen einer körperlichen Position und das Erlernen, Steuern und Anpassen von Bewegungen erleichtert und verbessert. Die verbesserten Koordinationsleistungen ermöglichen eine körperliche Balance im Alltag, die gleichermaßen eine größere innere Ausgeglichenheit manifestiert.

Die Übungen als adäquate Reize bauen im Wechselspiel äußere und innere Haltung auf. Existieren bereits Bewegungsdysbalancen, die in unserer heutigen bewegungsarmen und vorherrschend sitzenden Alltagswelt keine Seltenheit sind, lassen sich diese durch ein gezieltes propriozeptives und sensomotorisches Training erfolgreich ausgleichen.

An einem praktischen Beispiel erklärt: Ein Sportler kann mit Schwung das Urlaubsgepäck im Flugzeug aus der Gepäckablage über Kopf hieven und zum Boden absetzen, dabei auf unvorhersehbare Ereignisse schnell und präzise reagieren und sich gleichzeitig vor Verletzungen schützen. Eine solche Alltagsaktion führt bei einem Untrainierten häufig schon zu kleinen Verletzungen und schmerzhaften Beschwerden.

1.6 DAS GANZHEITLICHE TRAINING MIT DER HALBROLLE®

Der ganzheitliche Ansatz der Übungen trainiert alle Systeme des Körpers: neuronales System – muskuläres System – kardiovaskuläres System – endokrinologisches System – psychologische Aspekte miteingeschlossen.

Alle Ebenen der Motorik werden berücksichtigt:

- Tiefensensibilität,
- reflektorische Stabilisationsfähigkeit,
- bewusste Ausführung komplexer Bewegungsmuster sowie
- die motorischen Fähigkeiten, wie Kraft, Ausdauer, Beweglichkeit.

Die sieben koordinativen Fähigkeiten werden beachtet:

1. Anpassungs- und Umstellungsfähigkeit (trotz veränderter Umweltbedingungen kann die geplante Bewegung ausgeführt werden),
2. Differenzierungs- und Steuerungsfähigkeit (die Fähigkeit, Muskeln dosiert an- und entspannen zu können),
3. Reaktionsfähigkeit,
4. Orientierungsfähigkeit,
5. Gleichgewichtsfähigkeit,
6. Rhythmisierungsfähigkeit sowie
7. Kombinations- und Kopplungsfähigkeit.

HINWEIS

Die Ganzheitlichkeit der Übungen ist mehr als die Summe der Einzelteile.

INFOKASTEN

Ganzkörpertraining mit der Halbrolle macht es möglich, . . .

- das Körperzentrum zu kräftigen.
- die Rumpfmuskulatur zu stärken.
- eine kräftige Arm- und Beinmuskulatur aufzubauen.
- die Stabilisation der Gelenke zu verbessern.
- die Beweglichkeit zu erhöhen.
- den Gleichgewichtssinn zu stärken.
- die Koordination zu schulen.
- die eigene Körperwahrnehmung zu verbessern.
- ein entspanntes Körpergefühl zu erlangen.

Die Übungen mit der Halbrolle® lassen sich in ihrem Schwierigkeitsgrad anpassen und auf persönliche Trainingsanforderungen abstimmen. Aus einer einfachen Übung wird so im Handumdrehen eine anspruchsvolle Trainingseinheit.

1.7 ALLGEMEINE GRUNDSÄTZE

Die Übungen dürfen keine Schmerzen bereiten oder verstärken. Handeln Sie nach dem Grundsatz; „Nur was guttut, ist auch gut!"

Regelmäßigkeit! Kurz und regelmäßig ist besser, als zu lang und selten. Ein Mini-Workout, regelmäßig mit Freude durchgeführt, erzeugt ein wunderbares Gefühl des Wohlbefindens. Man fühlt sich glücklich. Dadurch entsteht schnell eine intrinsische Motivation.

Motivation aufgrund von zusätzlichen Anreizen von außen bezeichnet man in der Psychologie als extrinsische Motivation. Dem gegenüber steht die Motivation aus einer Tätigkeit selbst, die intrinsische Motivation. Dies führt dazu, dass man automatisch „hier auf der Rolle bleibt". Was guttut und nicht lange dauert, macht man gerne und immer wieder.

Qualität vor Quantität! Generell ist die Qualität der Bewegungsausführung wichtiger als die Quantität. Sobald man spürt, dass eine Wiederholung nicht mehr korrekt ausgeführt werden kann, unbedingt eine Pause einlegen.

Das Krafthaus: Folgende Hauptmuskeln bilden unseren Körperkern: die queren Bauchmuskeln, die inneren sowie äußeren schrägen Bauchmuskeln, der gerade Bauchmuskel, der Iliopsoas (Lenden-Darmbein-Muskel), die autochthonen Rückenmuskeln (Mm. multifidii), die paraspinalen Muskeln, die Beckenbodenmuskeln und der große und mittlere Gesäßmuskel.

Die Körperstabilität ist abhängig von der Kraft und Entspannungsfähigkeit dieser Hauptmuskeln. Im Trainingsprogramm werden diese als „Krafthaus" bezeichnet.

Wahrnehmung und Vorstellungskraft: Um das Krafthaus zu aktivieren, stellen Sie sich vor, dass die Sitzbeinhöcker mit einem Gummiband verbunden sind. Spannen Sie die äußere Beckenbodenmuskulatur an, als wollten Sie die Sitzbeinhöcker über dieses Gummiband zusammenziehen.

Die tief liegende Beckenbodenmuskulatur anspannen, so, als würde diese „Aufzug fahren". Den Bauchnabel sanft nach innen ziehen. Das Becken richtet sich dadurch automatisch ein wenig auf. Die Wirbelsäule gleichmäßig in einer zarten „Hohlkreuzhaltung" von unten nach oben stabilisieren. Den Brustkorb heben, als zeige man eine um den Hals hängende Medaille.

In der Ausgangsposition immer zuerst das Krafthaus aktivieren, bevor man mit der eigentlichen Übungsbewegung startet.

Der Toppunkt: Der Toppunkt ist der höchste Punkt am Hinterkopf und wird immer wieder bewusst nach oben gespannt. Dadurch kommt die Halswirbelsäule in eine harmonische Streckung, die sofort als Entlastung im Nacken spürbar wird.

Wahrnehmung und Vorstellungskraft: Der Kopf schwebt in Verlängerung der Wirbelsäule.

Warm-up: Vor jedem Mini-Workout ist ein kurzes Aufwärmen zur sanften Aktivierung des Stoffwechsels und zur Mobilisation der Gelenke zu empfehlen. Die Gestaltung kann sehr individuell je nach Vorlieben vorgenommen werden. Es eignen sich: Joggen/flottes Gehen auf der Stelle, federndes Hüpfen, Gehen mit dem Mini-Band, Springen oder Gehen auf dem Minitrampolin, sich tänzerisch zur Lieblingsmusik bewegen, um nur einige Möglichkeiten zu nennen. Dabei Arme und Beine einsetzen.

Es besteht aber auch die Möglichkeit, sehr sanft und ruhig direkt in das Mini-Workout einzusteigen, um dann mit der Zeit innerhalb der Trainingseinheit die Intensität und Bewegungsamplitude (Bewegungsweite) der Übungen allmählich zu steigern.

1.8 DIDAKTISCHE TIPPS

Workout: Die einzelnen Übungen können individuell in einem Workout zusammengestellt werden. Optimal sind 3-5 Übungen täglich. Generell kann mit ein und demselben Mini-Workout über einen längeren Zeitraum trainiert werden.

Spätestens nach 4-6 Wochen empfehle ich, die Übungen zu wechseln. Wird eine komplette Trainingsstunde mit der Halbrolle® gestaltet, erhöht sich die Anzahl der Übungen entsprechend der zur Verfügung stehenden Zeit.

Das Prinzip 5 + 2 für das tägliche Training: Das Prinzip 5 + 2 bedeutet, dass man sich täglich ein Mini-Workout mit fünf Übungen aus Kap. 2 zusammenstellt und diese mit zwei einzelnen Übungen aus Kap. 3 zum Thema Dehnen und Beweglichkeit ergänzt.

Wiederholungszahl: In meiner Sportpraxis liegt die Wiederholungszahl meist zwischen 8-10-15-20 Wiederholungen. Dies bedeutet, dass jeder seine individuelle Wiederholungszahl auswählt. Eine korrekte Bewegungsausführung sollte auf jeden Fall bis zum Schluss möglich sein.

Zeitintervall: Anstatt Wiederholungen zu zählen, kann man auch in Zeitintervallen trainieren. Dies trifft auch für alle Halteübungen zu.

Anfänger: 30 Sekunden/30 Sekunden Pause.

Fortgeschrittene: 45 Sekunden/15 Sekunden Pause, Profis darüber hinaus.

Die **Intensität**, sprich Wiederholungszahl oder das Zeitintervall, langsam steigern. Überanstrengungen vermeiden.

Sätze: In 1-3 Durchgängen (Sätzen) üben. Dabei ist es möglich, jede Übung direkt in 1-3 Durchgängen mit kurzen Pausen (10-30 Sekunden) durchzuführen. Oder man trainiert alle Übungen eines Workouts mit kurzen Pausen von 10-30 Sekunden dazwischen hintereinander in einem Durchgang, macht nach dem kompletten Durchgang eine Pause von 1-2 Minuten und startet dann erneut in den nächsten, kompletten Durchgang.

Seitenwechsel: Werden beide Körperseiten im direkten Wechsel trainiert, immer nur die Wiederholungszahl rechts zählen. Ansonsten erst mit der einen Seite den Durchgang üben und dann mit der anderen Seite.

Tempo: Das Tempo anfänglich langsam und ruhig und dann unter Berücksichtigung der optimalen Bewegungsausführung zügig wählen.

Atmung: Im Einklang mit der Atmung trainieren, das heißt, im individuellen Atemrhythmus. Bei der größeren Kraftanstrengung ausatmen, bei der geringeren Belastung einatmen. Werden die Übungen in einem zügigen Tempo durchgeführt, den Atem unabhängig von diesem Tempo gleichmäßig und ruhig weiterfließen lassen. Ein Anhalten der Atmung bzw. Pressatmung ist stets zu vermeiden.

Das **Training** an die Tagesform anpassen.

Variation: Die Variation ist eine Bewegungsausführung zur Erleichterung (leichter).

Variante: Die Variante ist eine Bewegungsausführung zur Steigerung (schwerer).

AA: Abkürzung für Ausatmung.

EA: Abkürzung für Einatmung.

Alle Übungen immer fließend und achtsam ausführen. Die Signale des Körpers wahrnehmen.

Die Übungen als aufbauend und stärkend empfinden.

Die individuelle Bewegungsgrenze in den Gelenken ertasten. Falls vorhanden, unterhalb einer Schmerzgrenze bleiben.

Gleichgewichts- und Balanceübungen erfordern eine besondere Konzentration, da sie auch die Reflexe schulen. Gleichzeitig wird diese geschult.

Fokussiert trainieren. So kann man das Maximum an Effektivität erreichen und gleichzeitig eine gute Körperwahrnehmung entwickeln. Dies ist Grundvoraussetzung für eine korrekte Bewegungsausführung. Das Smartphone höchstens als Timer oder zum Musikabspielen benutzen.

Mit Musik geht alles besser! Die Übungen machen noch mehr Spaß, wenn Sie Ihre Lieblingsmusik abspielen lassen.

Lächeln. Mit einem Lächeln verzaubert man nicht nur andere, sondern auch sich selbst. Und man kann generell mehr Kraft entwickeln.

Tipp

Die Schuhe ausziehen

Der propriozeptive Input über die Fußsohle als direkten Kontakt zur Halbrolle® verbessert automatisch die Performance beim Üben.

Deshalb: Die Schuhe ausziehen! So wird die dreidimensionale Biomechanik des Fußes optimal trainiert: Eversion, Inversion, Abduktion, Adduktion, Innen- und Außenrotation der jeweiligen Abschnitte des Fußes.

Tipp

Das Training komplex gestalten

So komplex die Verschaltung im Nervensystem ist, so komplex sollten die Übungen im Training sein, um Funktionen schneller zu verbessern und Dysfunktionen effektiver zu beseitigen. Dafür bietet sich die Halbrolle® an!

WICHTIGER HINWEIS

Legen Sie beim Training auf der Halbrolle® immer eine Gymnastikmatte darunter. Dies schützt bei unerwartendem Aufkommen auf den Boden. Ein Ver- oder Wegrutschen der Halbrolle® wird zusätzlich verhindert.

1.9 DIE AUSGANGSPOSITIONEN

Die Ausgangspositionen sind wichtige Startpositionen für die Übungen. Gleichzeitig bilden sie die Grundlage für mehr Stabilität.

In allen Ausgangspositionen ist die Stellung der Beine für die axiale Belastung der Hüft-, Knie- und Fußgelenke von großer Bedeutung. Für die optimale Belastung der leicht gebeugten Knie- und Fußgelenke müssen die Oberschenkel-, Unterschenkel- und Fußlängsachsen auf einer verbindenden Linie liegen. Das gilt für Übungen im Stehen oder auch im Liegen.

Achtung: Nur ein leicht gebeugtes Knie kann im Stand optimal stabilisiert werden. Das gestreckte, vielleicht sogar überstreckte Knie bei gleichzeitiger Belastung ist anfällig für Verletzungen.

Achtung: Eine generelle Abweichung der Füße nach innen oder außen führt zu einer Fehlbelastung der Hüft-, Knie- und Fußgelenke. Dies hat auch eine besondere Bedeutung im Alltag. Schützen Sie Ihre Gelenke speziell auch im Alltag vor Fehlbelastung.

Im Stehen auf der Halbrolle® über den Fußballen und Mittelfuß stabilisieren.

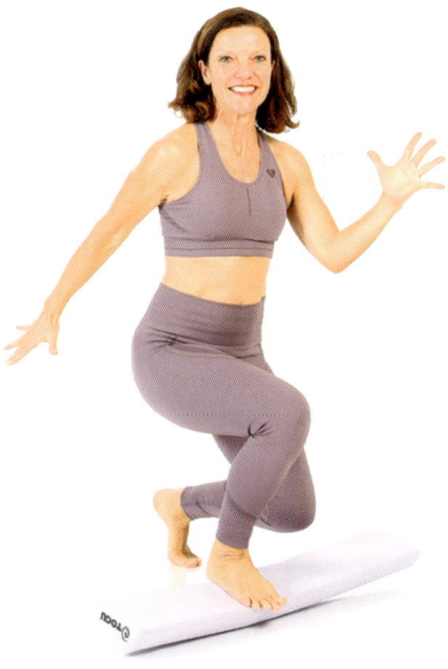

In der Rückenlage liegt der Körper vom Hinterkopf bis zum Kreuz-Darmbein-Gelenk auf der glatten Seite der Halbrolle® auf.

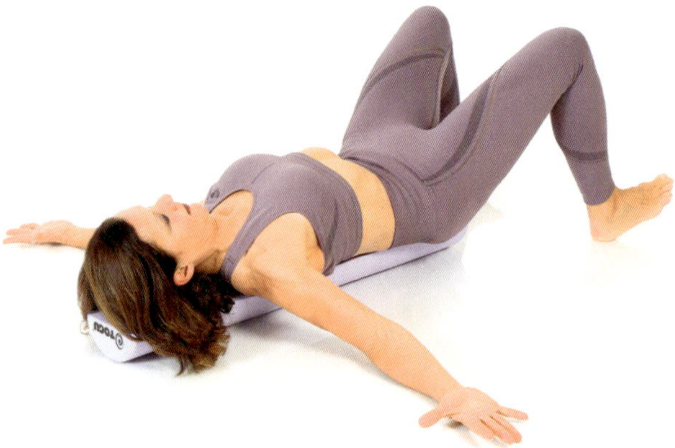

In der Bauchlage vom Brustbein bis zum Schambein auf der glatten Seite der Halbrolle® liegen.

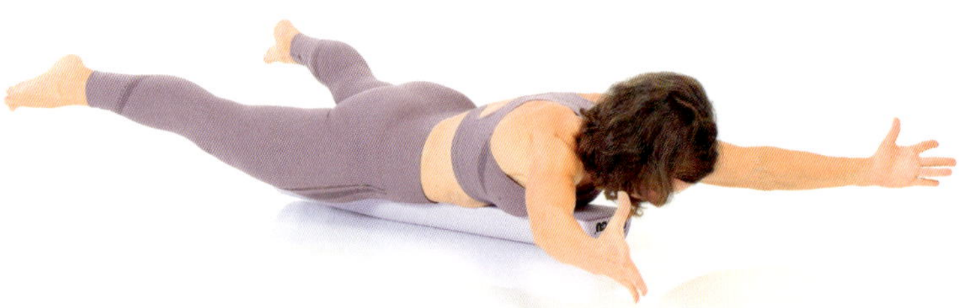

Handhaltung: Wird die Halbrolle® mit den Händen gehalten, dann den „halb offenen" Klammergriff, so nenne ich diesen Griff, anwenden. Das heißt, mit dem Daumen auf der geraden Seite und Zeigefinger bis kleinen Finger auf der halbrunden Seite festhalten.

2

ÜBUNGEN IN VERSCHIEDENEN AUSGANGSPOSITIONEN

Alle Übungen in Kap. 2 trainieren immer gleichzeitig Stabilität, Koordination, Gleichgewicht, Beweglichkeit, Elastizität und die Kraft aller Muskeln. Je nach Ausgangsposition liegt der Schwerpunkt der Kräftigung auf bestimmten Muskelgruppen. Diese werden zu Beginn jeder Ausgangsposition anhand des Muskelmenschen dargestellt (graue Markierung = primär trainierte Muskelgruppen).

2.1 ÜBUNGEN IM STEHEN

In dieser Ausgangsposition werden schwerpunktmäßig folgende Muskeln gekräftigt:

der vierköpfige Oberschenkelmuskel (M. quadriceps), die Muskeln der Oberschenkelrückseite (ischiokrurale Muskulatur), Oberschenkel innen, Wadenmuskulatur, Gesäß, Hüftbeuger, unterer Rücken, der obere Rücken: der untere Anteil des Kapuzenmuskels (M. trapezius, Pars ascendens) sowie der Rautenmuskel (M. rhomboideus), der große Rückenmuskel (M. latissimus dorsi), Schultern (M. infraspinatus, M. deltoideus und M. supraspinatus). Dehnung der Brustmuskulatur.

Mobilisation speziell des Schultergelenks und der Brustwirbelsäule. Stabilisation des Rumpfs und der tragenden Gelenke (Sprung-, Knie-, Hüftgelenk).

Wichtig: Den Rücken mit aktiviertem Krafthaus aufgerichtet stabilisieren. Den Kopf in Verlängerung der Wirbelsäule halten.

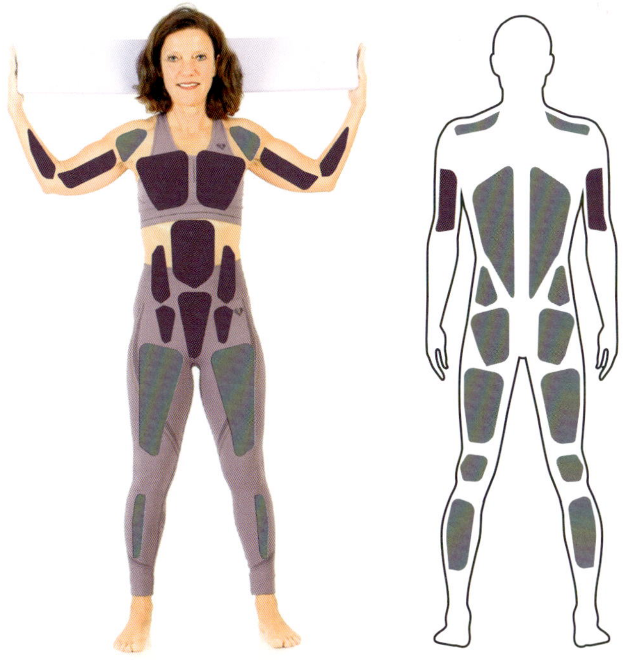

1. RUDERN MIT DER HALBROLLE® IN DER HAND

Beteiligte Muskulatur: Alle Muskeln.

Schwerpunkt: Kräftigung der Gesäß- und Beinmuskulatur. Beweglichkeit (Mobilisation) des Schultergelenks und der Brustwirbelsäule. Dehnung der Brustmuskulatur.

Ausgangsposition: Grundposition im Stand. Die Halbrolle® mit beiden Händen halten, Daumen an der geraden Seite, Zeigefinger bis kleiner Finger an der halbrunden Seite: halb offener Klammergriff (siehe Seite 25).

Übungsbeschreibung: Im Wechsel rechts und links seitlich neben dem Körper mit der Halbrolle® senkrecht nach unten Richtung Boden wie mit einem Paddel „einstechen". Die Knie dabei beugen. Die Bewegung nach hinten oben in die Armstreckung weiterführen, die Bein dabei strecken. Dabei den Oberkörper so weit wie möglich nach hinten rotieren und den oberen Arm so weit wie möglich strecken. Diese Oberkörperhaltung und den unteren Rücken stabilisieren und zur anderen Seite wechseln.

Variante 1: Zusätzlich auf die Fußballen gehen (ohne Foto).

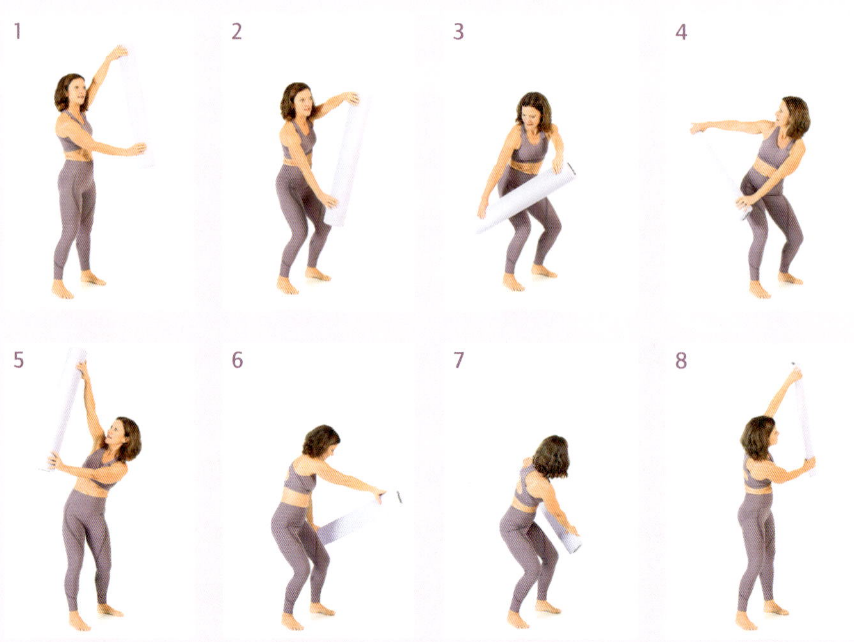

2. KNIEBEUGE MIT DER HALBROLLE® IN DER HAND

Beteiligte Muskulatur: Oberschenkel vorne/hinten, Gesäß, Hüftbeuger, oberer/unterer Rücken, Schultern.

Ausgangsposition: Grundposition im hüftschmalen Stand. Die Halbrolle® mit den Daumen an der geraden Seite und den vier Fingern an der halbrunden Seite greifen.

Übungsbeschreibung: Abwechselnd rechts einen Schritt zur Seite machen. Eine Kniebeuge ausführen, dabei sich nach hinten absetzen und dabei die Halbrolle® je nach Beweglichkeit zum Toppunkt, Hinterkopf oder, wenn möglich, bis in den Nacken bzw. zum Schultergürtel ziehen. Zur Mitte zurückkommen und aufstehen. Dann nach links einen Schritt setzen und in der Kniebeuge sich nach hinten absetzen und die Arme mit der Halbrolle® in den Nacken ziehen.

1

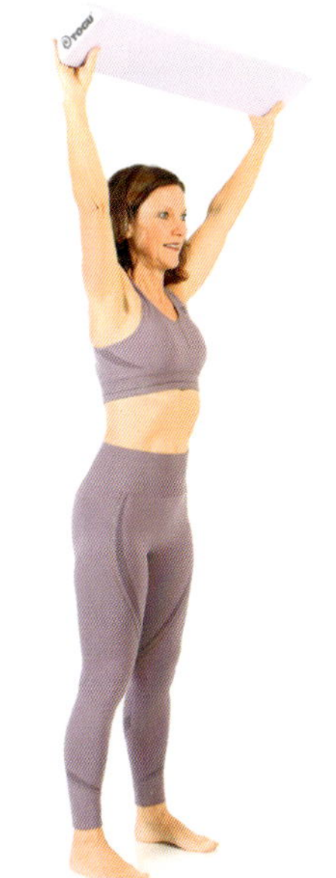

2

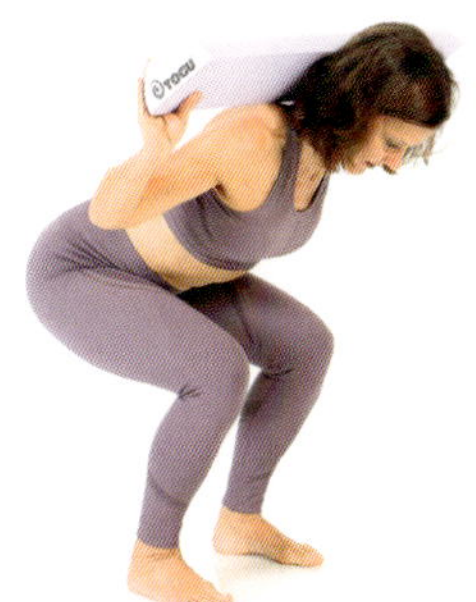

3. IN DIE TIEFE SCHRITTSTELLUNG GEHEN MIT DER HALBROLLE®

Beteiligte Muskulatur: Gesäßmuskulatur, Oberschenkelmuskulatur, der große Rückenmuskel (M. latissimus dorsi), der obere Rücken: der untere Anteil des Kapuzenmuskels (M. trapezius, Pars ascendens) sowie der Rautenmuskel (M. rhomboideus). Stabilisation des Rumpfs, Balancefähigkeit und Koordination.

Ausgangsposition: Aufrechter Stand. Die Halbrolle® mit den Daumen an der geraden Seite und den vier Fingern an der halbrunden Seite greifen.

Übungsbeschreibung: Abwechselnd rechts und links hüftschmal nach vorne in die tiefe Schrittstellung gehen, dabei die Halbrolle® je nach Beweglichkeit bis zum Toppunkt, Hinterkopf oder, wenn möglich, bis in den Nacken bzw. zum Schultergürtel ziehen. Beim Zurückgehen in die Ausgangsposition die Arme mit der Halbrolle® über den Kopf nach oben strecken. Einen gleichmäßigen Rhythmus im Einklang mit der Atmung finden. Sich immer wieder optimal ausbalancieren.

1

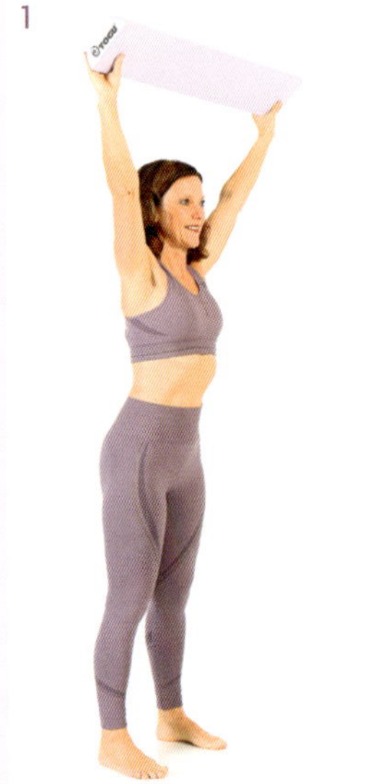

2

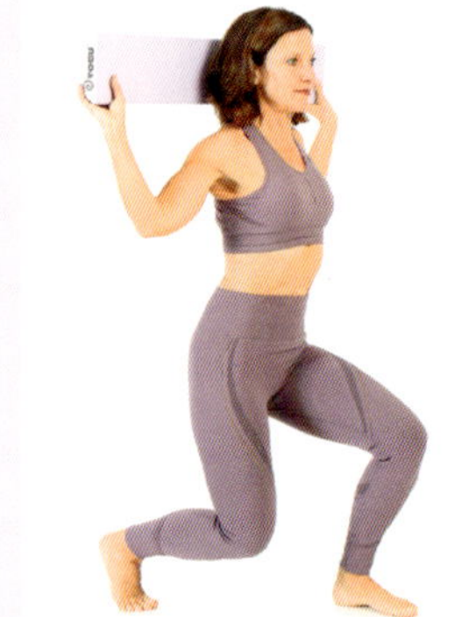

3

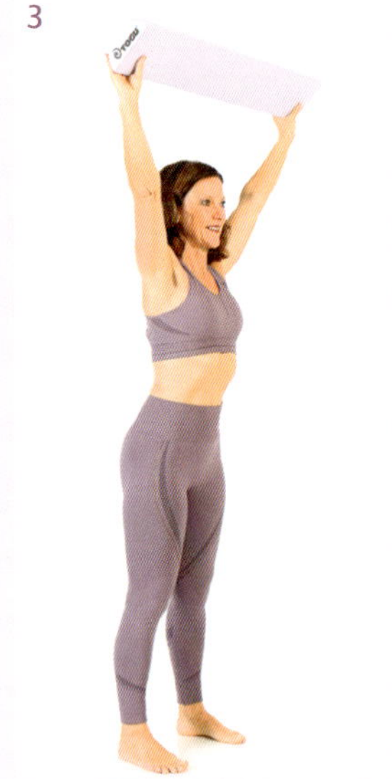

4. IN DIE TIEFE SCHRITTSTELLUNG GEHEN AUF DER HALBROLLE®

Beteiligte Muskulatur: Oberschenkel vorne/hinten, Gesäß, Hüftbeuger, unterer/oberer Rücken, Schultern.

Verbesserung der Stabilisation, Balancefähigkeit, Koordination. Aktive Dehnung der oberflächlichen Frontallinie.

Ausgangsposition: Grundposition Stand. Die Arme sind seitlich gebeugt und die Finger sind aufgefächert.

Übungsbeschreibung: Abwechselnd rechts und links hüftschmal nach vorne auf die Halbrolle® in die tiefe Schrittstellung gehen. Beim Tiefgehen diagonal den linken/rechten Arm gebeugt seitlich mitnehmen (Kreuzkoordination). Die Hände wie einen Fächer aufspannen. Fließend im Atemrhythmus üben. Den Brustkorb weit öffnen (eine imaginäre Medaille zeigen). Stabil aufrecht bleiben.

Variante: Beim Tiefgehen die Arme ins „V" strecken und wieder zur Ausgangsposition zurücknehmen (ohne Foto).

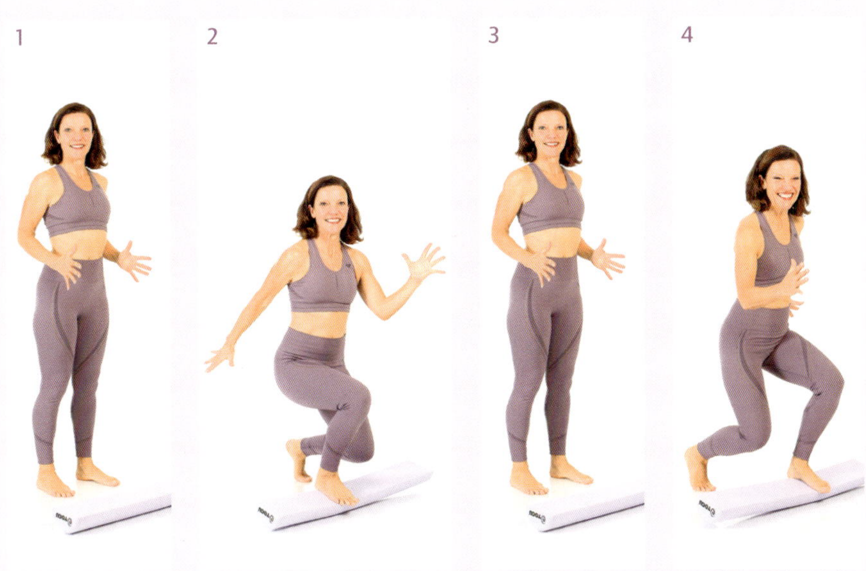

5. DIAGONAL IN BALANCE AUF DER HALBROLLE®

Beteiligte Muskulatur: Alle Muskeln. Mobilisation, Stabilisation, Balancefähigkeit und Koordination.

Ausgangsposition: Stabile Schrittstellung. Das linke Standbein ist vorne leicht gebeugt und stabilisiert auf der Halbrolle®. Die Arme sind seitlich neben dem Körper.

Übungsbeschreibung: Den linken Fuß voll belasten und ausbalancieren, das rechte Knie und den linken Arm so weit wie möglich anheben und ohne Fußbelastung in die Ausgangsposition zurückführen. Anschließend direkt wiederholen.

Variante: Im direkten Seitenwechsel rechts/links trainieren.

1

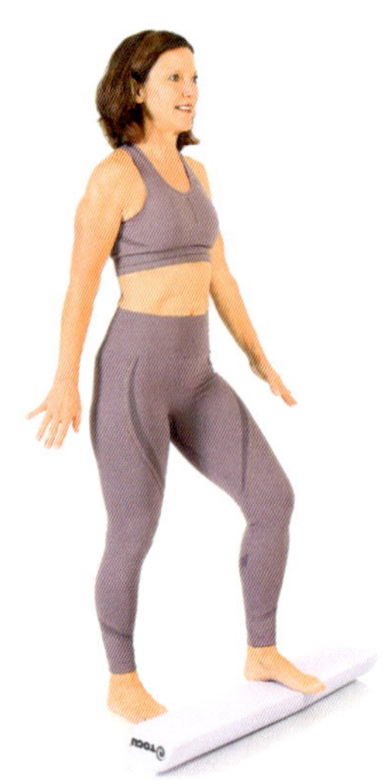

2

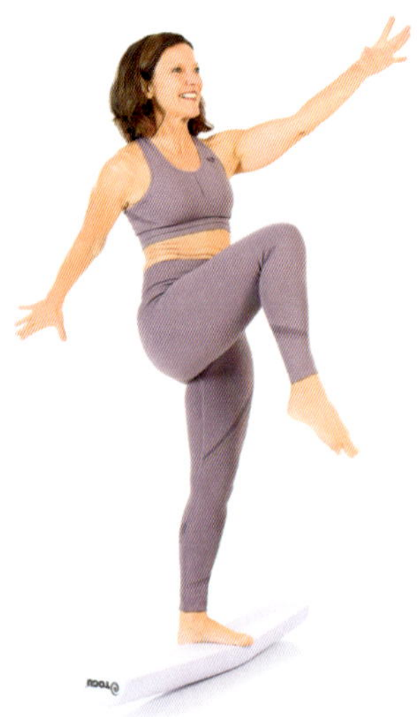

6. KNIEBEUGE AUF DER HALBROLLE®

Beteiligte Muskulatur: Der vierköpfige Oberschenkelmuskel (M. quadriceps), die Muskeln der Oberschenkelrückseite, das Gesäß, der untere Rücken.

Ausgangsposition: Den hüftschmalen Stand auf der Halbrolle® ausbalancieren.

Übungsbeschreibung: Die Knie beugen und sich nach hinten absetzen. Die Arme zur Balance vor dem Körper strecken. Die Knie strecken und zur Ausgangsposition zurückkommen.

Wichtig: Den Rücken mit aktiviertem Krafthaus aufgerichtet stabilisieren. Den Kopf in Verlängerung der Wirbelsäule halten.

Variante: Die Arme im Wechsel vor den Körper nehmen und zur Seite öffnen.

1

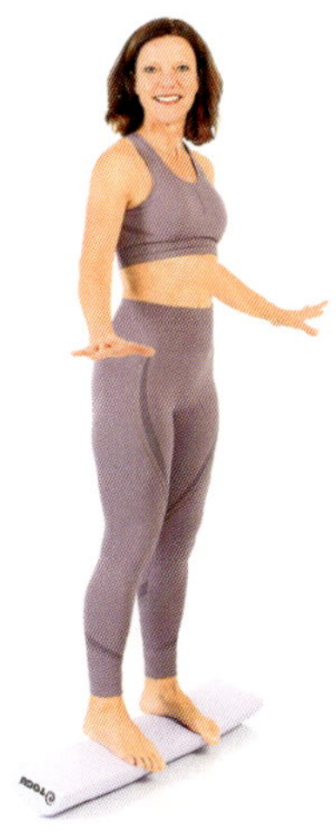

2

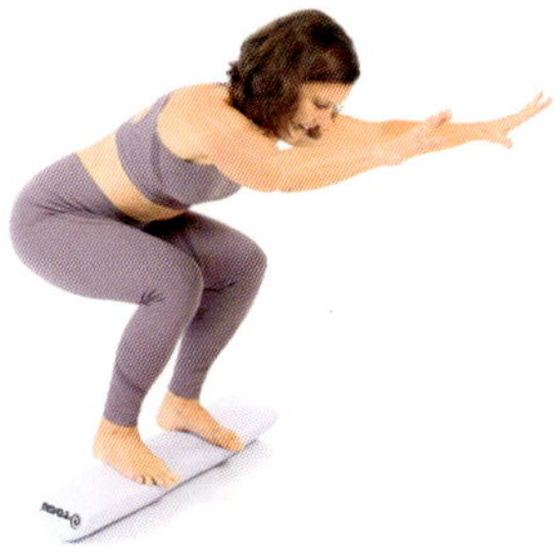

3

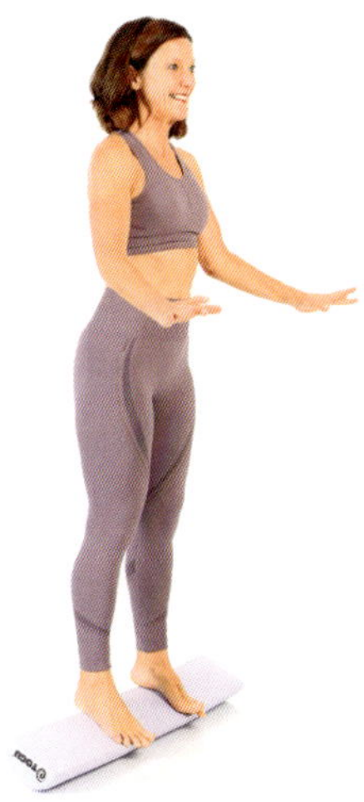

2.2 ÜBUNGEN IM SITZEN AUF DER HALBROLLE®

In dieser Ausgangsposition werden schwerpunktmäßig folgende Muskeln gekräftigt: Rückenstrecker komplett, oberer/unterer Rücken, die komplette Bauchmuskulatur und die Beine vorne/hinten sowie die Gesäßmuskulatur. Die Übung stärkt den Beckenboden und verbessert die Stabilisation des Rumpfs und die Mobilisation der Brustwirbelsäule.

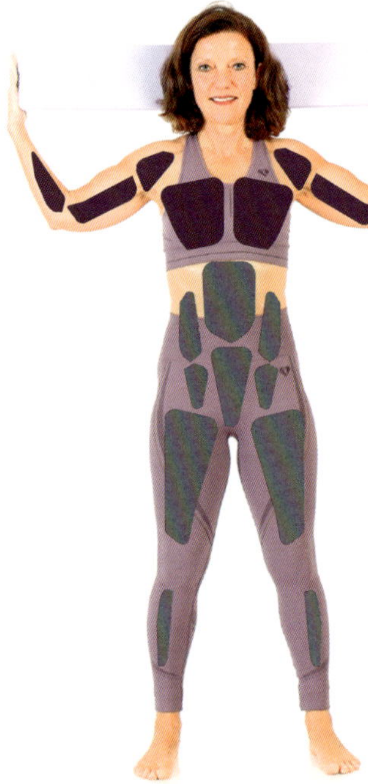

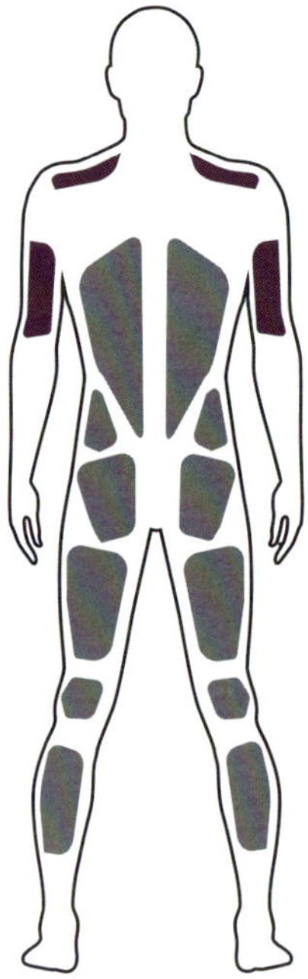

1. ROLLENDER RÜCKEN AUF DER HALBROLLE®

Beteiligte Muskulatur: Rückenstrecker, die gerade Bauchmuskulatur und die quere Bauchmuskulatur. Die Übung stärkt den Beckenboden und fördert die Mobilisation der Wirbelsäule.

Ausgangsposition: Sitz auf der Halbrolle®, der Rücken ist entspannt. Die Hände sind um die gebeugten Knie gelegt. Die Füße nah an der Halbrolle® hüftschmal aufstellen.

Übungsbeschreibung: EA: Wirbel für Wirbel nach oben in die Streckung „rollen" – langer Rücken. Den Kopf in Verlängerung der Wirbelsäule halten. AA: Wirbel für Wirbel nach hinten unten in die Ausgangsposition „zurückrollen".

Variante:

EA: Wirbel für Wirbel nach oben in die Streckung „rollen" – langer Rücken. Den Kopf in Verlängerung der Wirbelsäule halten. Die Arme in ein „V" strecken.

AA: Wirbel für Wirbel nach hinten unten in die Ausgangsposition „zurückrollen". Die Arme „gehen" mit.

1 2 3

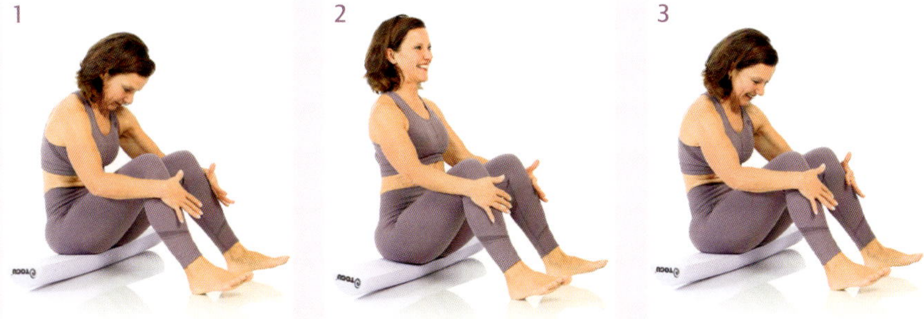

Variante

1 2 3 4

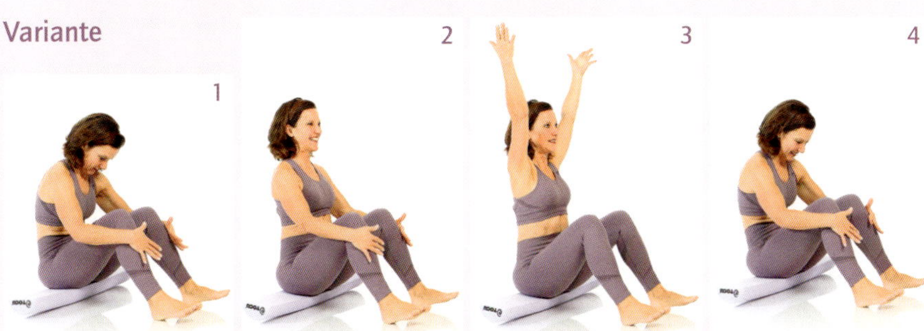

2. LANGER RÜCKEN – LANGES BEIN AUF DER HALBROLLE®

Beteiligte Muskulatur: Rückenstrecker, die komplette Bauchmuskulatur und die Beine vorne/hinten sowie die Gesäßmuskulatur. Die Übung stärkt den Beckenboden und verbessert die Stabilisation des Rumpfs.

Ausgangsposition: Sitz auf der Halbrolle®, die Wirbelsäule ist aufgerichtet, langer Rücken. Der Kopf wird in Verlängerung der Wirbelsäule gehalten. Die Arme nach oben ins „V" gestreckt halten. Die Füße sind nah an der Halbrolle® hüftschmal mit den Fersen aufgestellt.

Übungsbeschreibung: Im Wechsel das linke und rechte Bein knapp über dem Boden strecken, beugen und wieder absetzen. Die Wirbelsäule optimal in der Aufrichtung stabilisieren.

Variante: Abwechselnd das rechte und das linke Bein knapp über dem Boden strecken und beugen, ohne es zwischendurch abzusetzen.

Variation: Die Arme befinden sich in Seithalte.

1

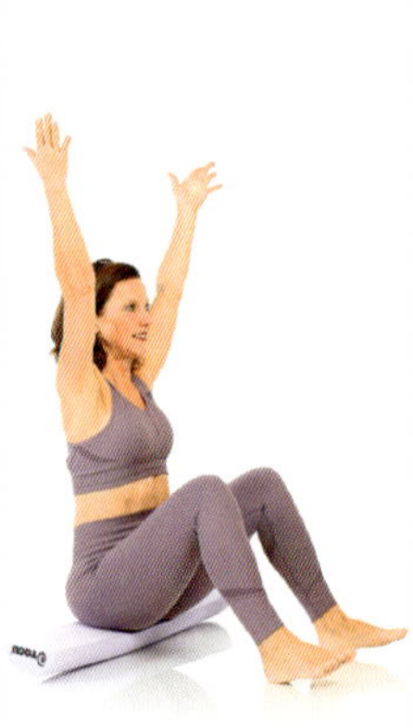

2

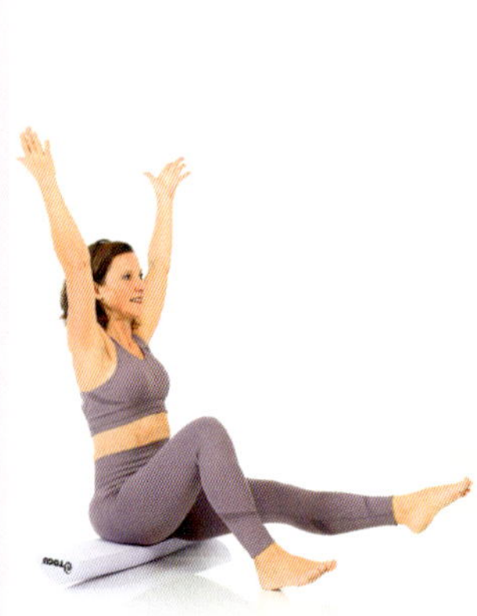

3

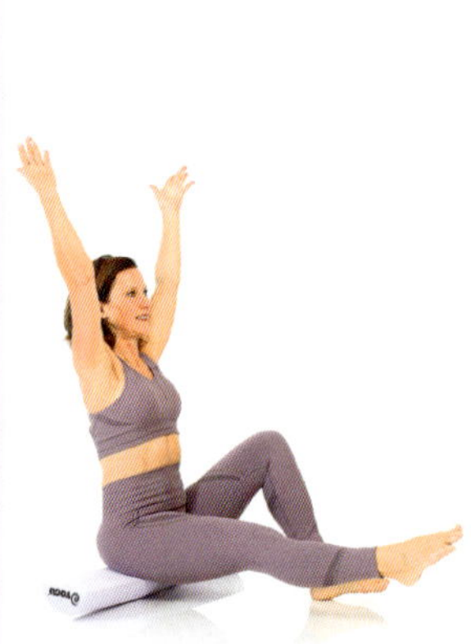

3. GLÜCKSKÄFER AUF DER HALBROLLE®

Beteiligte Muskulatur: Rückenstrecker, die komplette Bauchmuskulatur und die Beine vorne/hinten sowie die Gesäßmuskulatur. Die Übung stärkt den Beckenboden und verbessert die Stabilisation des Rumpfs.

Ausgangsposition: Sitz auf der Halbrolle®, die Wirbelsäule ist aufgerichtet, langer Rücken. Der Kopf wird in Verlängerung der Wirbelsäule gehalten. Die Arme am Unterschenkel halten. Die Füße sind nah an der Halbrolle® mit den Fersen aufgestellt.

Übungsbeschreibung: Die Arme und Füße lösen und gebeugt in der Luft halten. Den Rumpf und die Wirbelsäule optimal in der Aufrichtung stabilisieren und ausbalancieren.

1

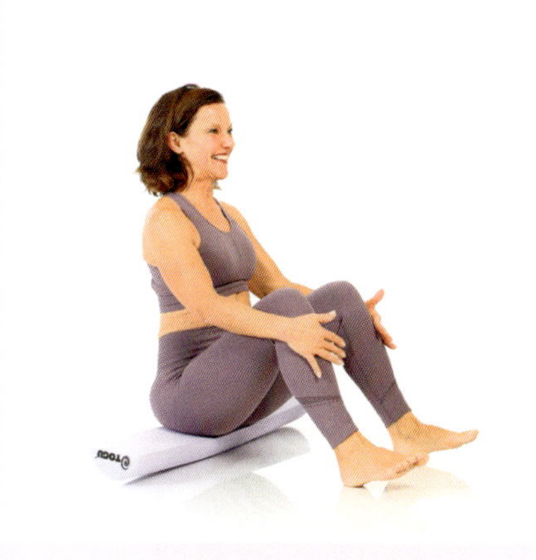

2

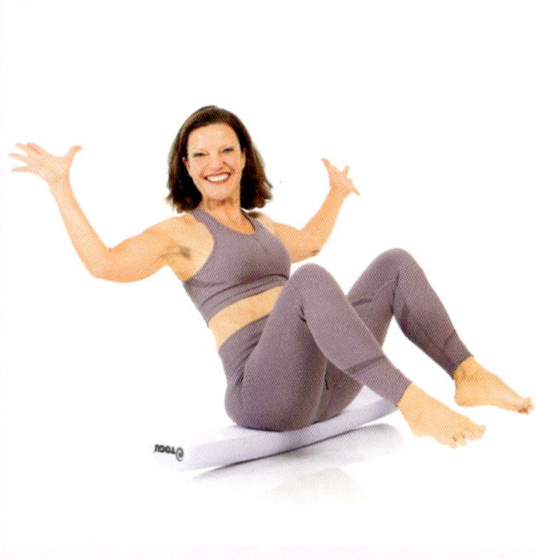

2.3 ÜBUNGEN IN DER RÜCKENLAGE

In dieser Ausgangsposition werden schwerpunktmäßig folgende Muskeln gekräftigt.

Stärkung der Bauchmuskulatur: der gerade Bauchmuskel (M. rectus abdominis), der schräge äußere Bauchmuskel (M. obliquus externus abdominis), der schräge innere Bauchmuskel (M. obliquus internus abdominis), der quere Bauchmuskel (M. transversus abdominis), M. pyramidalis.

Die Übung stärkt den Beckenboden und verbessert die Stabilisation des Rumpfs.

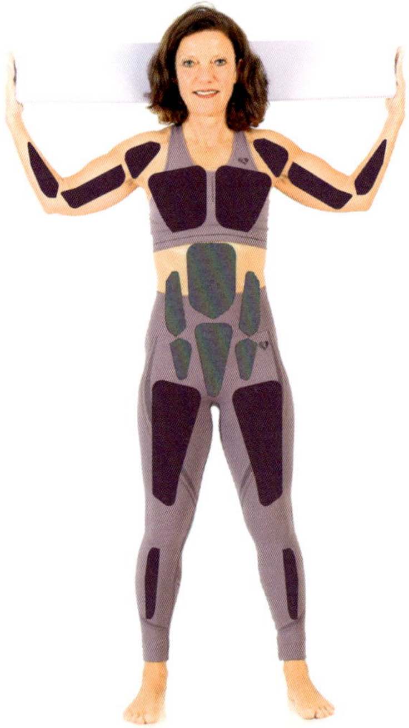

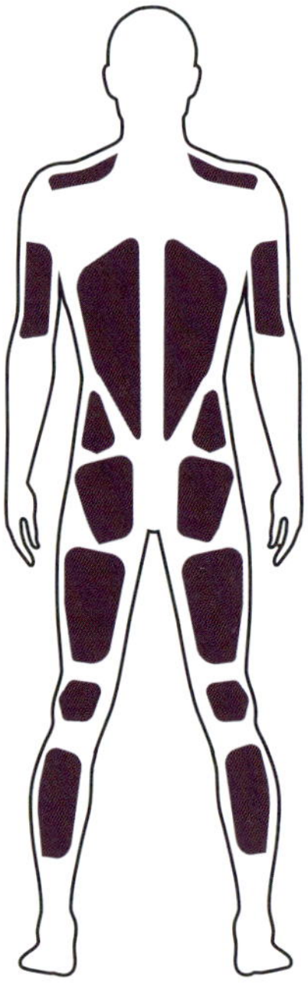

1. BASISÜBUNG: BALANCE IN DER RÜCKENLAGE

Beteiligte Muskulatur: Alle Muskeln: Bauch, Beine, Gesäß, Arme, Rücken. Koordination, Gleichgewichts- und Balancefähigkeit.

Ausgangsposition: Rückenlage vom Hinterkopf bis zum Kreuz-Darmbein-Gelenk auf der Halbrolle®. Beide Beine hüftschmal auf dem Boden aufstellen.

Übungsbeschreibung: Mit der Kleinfingerseite, die Schultern sind außenrotiert, rechts und links auf dem Boden die Position halten und ausbalancieren. Die Beine sind in der Luft hüftschmal gebeugt. Den Rücken in seiner Ausgangsposition stabilisieren und auf der Halbrolle® gleichmäßig ausbalancieren. Die Schwingungen der Wirbelsäule bleiben während des Übens unverändert, den Rumpf stabilisieren. Den Atem ruhig und gleichmäßig fließen lassen.

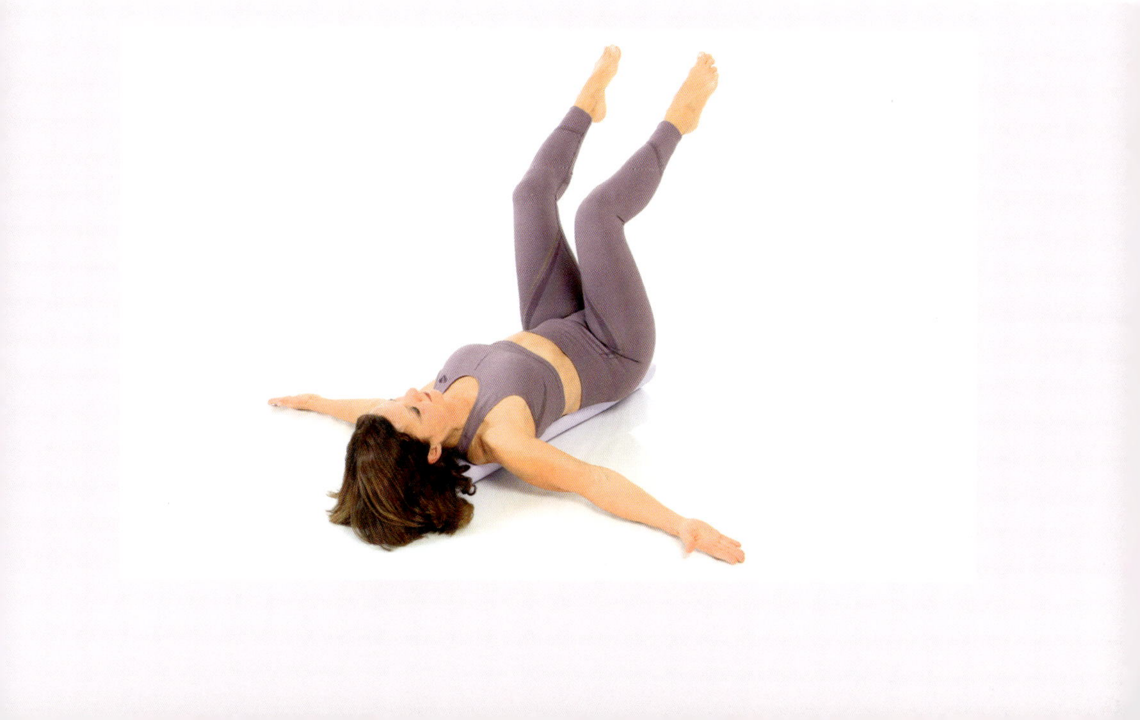

2. AUSBALANCIEREN: STURMFREI

Beteiligte Muskulatur: Der gerade Bauchmuskel (M. rectus abdominis), der schräge äußere Bauchmuskel (M. obliquus externus abdominis), der schräge innere Bauchmuskel (M. obliquus internus abdominis), der quere Bauchmuskel (M. transversus abdominis), Beine, Gesäß, Arme, Rücken. Koordination.

Ausgangsposition: In der Rückenlage auf der Halbrolle® sind beide Beine in der Luft hüftschmal gebeugt.

Übungsbeschreibung: Mit der Kleinfingerseite, die Schultern sind außenrotiert, rechts und links auf dem Boden die Position halten und ausbalancieren. Den Rücken in seiner Ausgangsposition stabilisieren und auf der Halbrolle® gleichmäßig ausbalancieren. Die Schwingungen der Wirbelsäule bleiben während des Übens unverändert, den Rumpf stabilisieren.

Variante 1: Nur den Kleinfingerballen einer Hand am Boden halten.

Variante 2: Beide Hände in der Luft halten (ohne Foto).

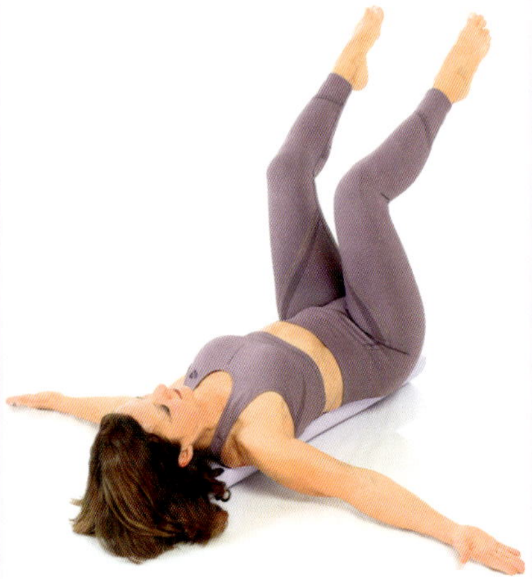

Variante 1

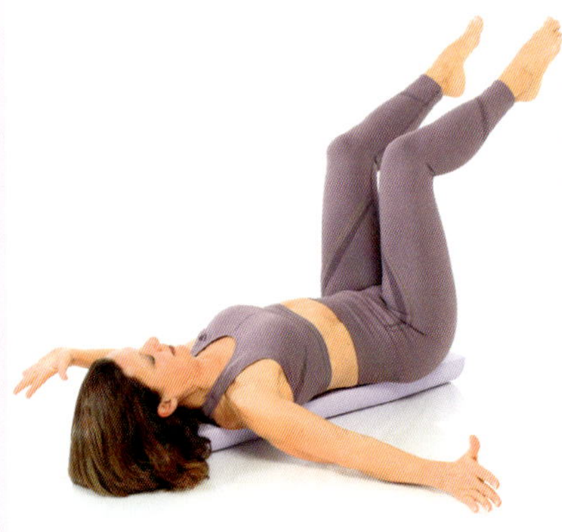

3. BEUGEN UND STRECKEN AUF DER HALBROLLE®

Beteiligte Muskulatur: Der gerade Bauchmuskel (M. rectus abdominis), der schräge äußere Bauchmuskel (M. obliquus externus abdominis), der schräge innere Bauchmuskel (M. obliquus internus abdominis), der quere Bauchmuskel (M. transversus abdominis), Beine, Gesäß, Arme, Rücken. Koordination.

Ausgangsposition: In der Rückenlage auf der Halbrolle® sind beide Beine in der Luft hüftschmal in einem 90-Grad-Winkel gebeugt. Mit der Kleinfingerseite, die Schultern sind außenrotiert, rechts und links auf dem Boden ein wenig halten und ausbalancieren.

Übungsbeschreibung: Die Beine gestreckt bis in die Fußspitzen sehr grazil beugen und strecken und sie dabei nur so weit in Richtung Boden bewegen, dass der Rücken in seiner Haltung stabilisiert und auf der Halbrolle® gleichmäßig gehalten werden kann. Die Schwingungen der Wirbelsäule bleiben während des Übens unverändert.

Variante 1: Nur den Kleinfingerballen einer Hand am Boden halten.

Variante 2: Beide Hände in der Luft halten (ohne Foto).

1

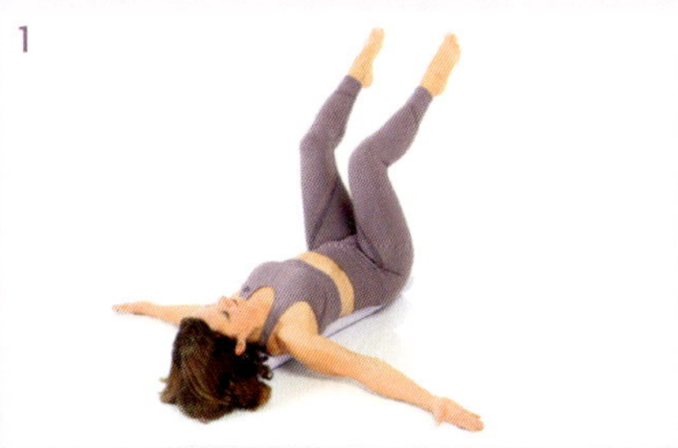

2

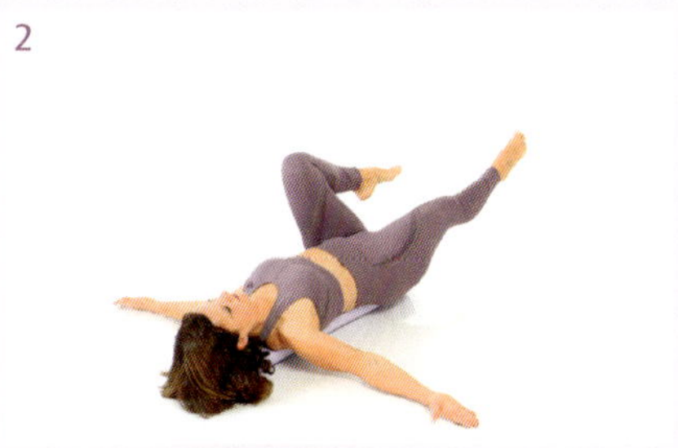

Variante 1

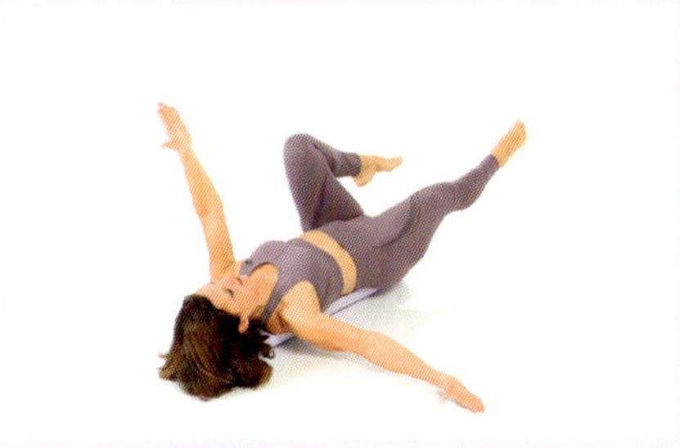

4. ÜBERKREUZEN AUF DER HALBROLLE®

Beteiligte Muskulatur: Der gerade Bauchmuskel (M. rectus abdominis), der schräge äußere Bauchmuskel (M. obliquus externus abdominis), der schräge innere Bauchmuskel (M. obliquus internus abdominis), der quere Bauchmuskel (M. transversus abdominis), Beine, Gesäß, Arme, Rücken. Koordination.

Ausgangsposition: In der Rückenlage auf der Halbrolle® sind beide Beine in der Luft gestreckt. Mit der Kleinfingerseite, die Schultern sind außenrotiert, rechts und links auf dem Boden ein wenig halten und ausbalancieren.

Übungsbeschreibung: Die bis in die Fußspitzen gestreckten Beine sehr grazil grätschen und mittig im Wechsel rechts/links überkreuzen.

Den Rücken in seiner Ausgangsposition stabilisieren.

1

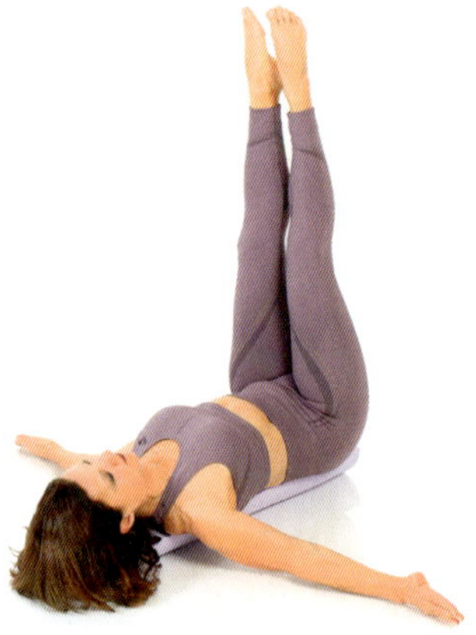

2

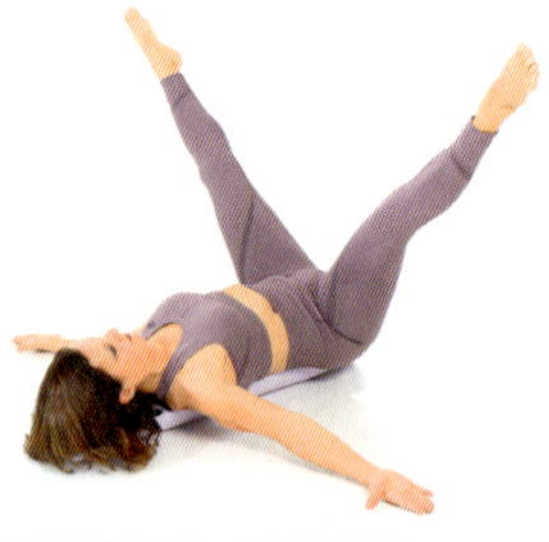

3

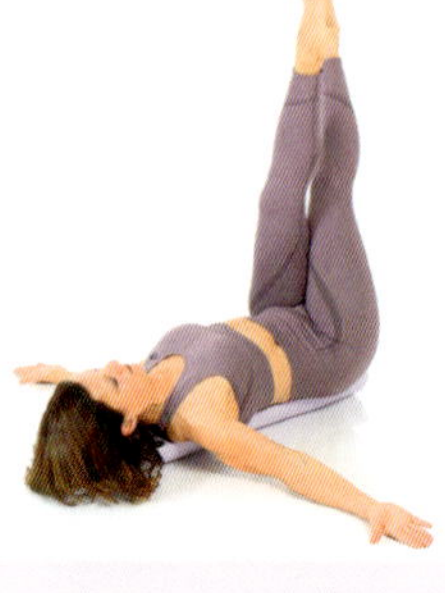

Variante 1: Nur den Kleinfingerballen einer Hand am Boden halten.

Variante 1

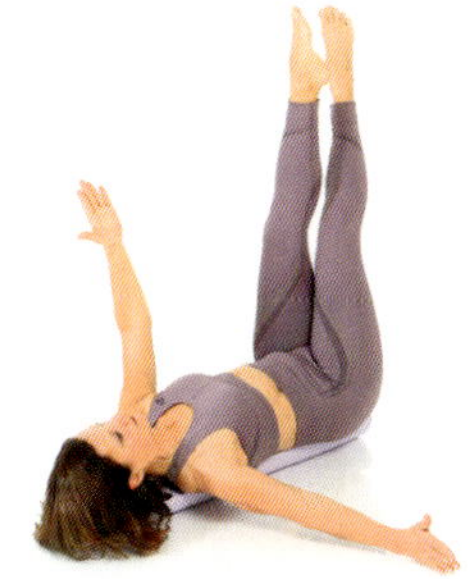
1

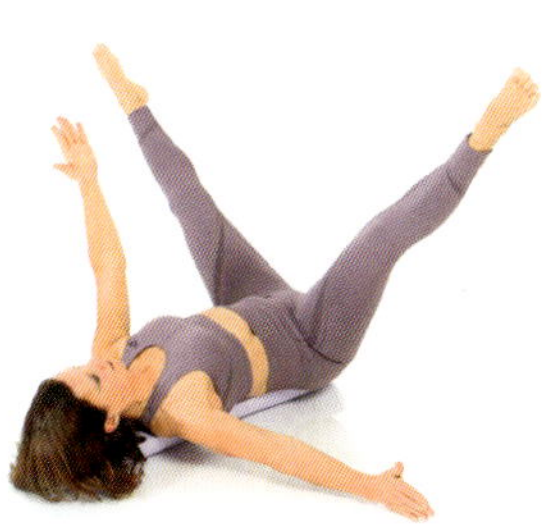
2

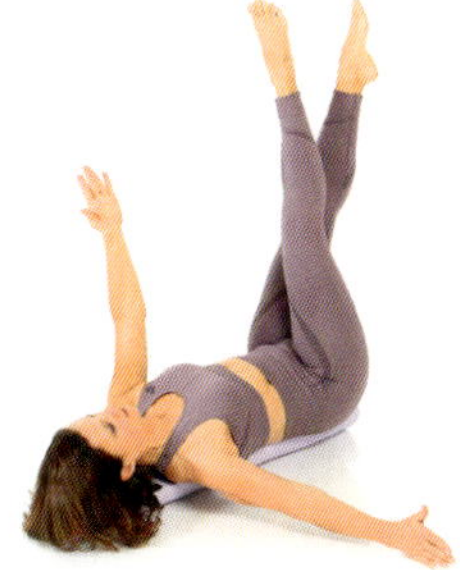
3

5. SCHEREN AUF DER HALBROLLE®

Ausgangsposition: In der Rückenlage auf der Halbrolle® sind beide Beine in der Luft gestreckt. Mit der Kleinfingerseite, die Schultern sind außenrotiert, rechts und links auf dem Boden ein wenig halten und ausbalancieren.

Übungsbeschreibung: Die bis in die Fußspitzen gestreckten Beine sehr grazil im Wechsel rechts/links nach vorne/hinten scheren.

Den Rücken in seiner Ausgangsposition stabilisieren.

1

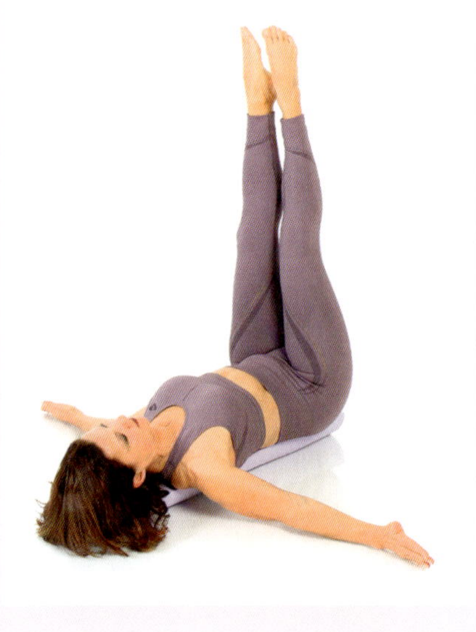

2

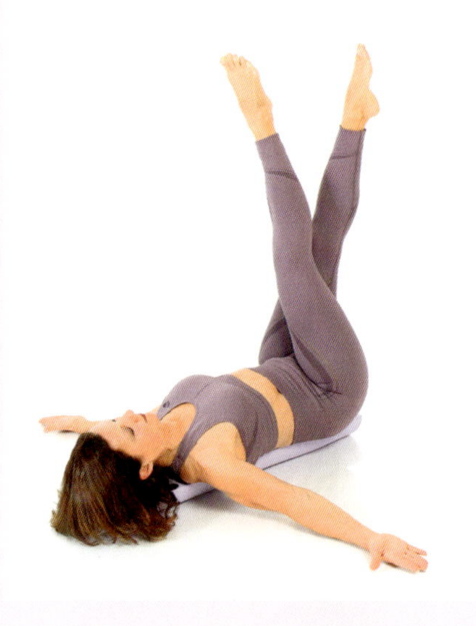

6. RÜCKENLAGE MIT ANGEHOBENEN BEINEN: BEINKREISEN MIT DER HALBROLLE® ZWISCHEN DEN FÜSSEN EINGEKLEMMT

Beteiligte Muskulatur: Der gerade Bauchmuskel (M. rectus abdominis), der schräge äußere Bauchmuskel (M. obliquus externus abdominis), der schräge innere Bauchmuskel (M. obliquus internus abdominis), der quere Bauchmuskel (M. transversus abdominis), Beine, Gesäß, Arme, Rücken. Koordination.

Ausgangsposition: In der Rückenlage sind beide Beine in der Luft gestreckt. Die Halbrolle® zwischen die Füße klemmen. Das Sprunggelenk ist gebeugt in Flexion oder gestreckt in Extension. Mit der Kleinfingerseite, die Schultern sind außenrotiert, rechts und links auf dem Boden halten und ausbalancieren.

Übungsbeschreibung: Die gestreckten Beine erst einen Durchgang rechtsherum, dann linksherum kreisen. Dabei den Rücken in seiner Ausgangsposition stabilisieren.

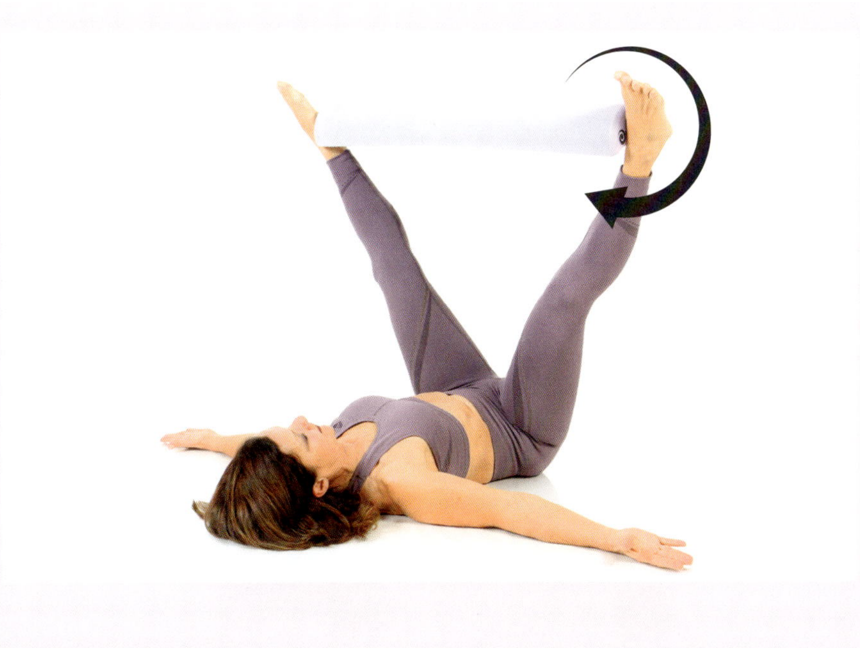

7. RÜCKENLAGE MIT ANGEHOBENEN BEINEN: BEINKREISEN AUF DER HALBROLLE®

Beteiligte Muskulatur: Der gerade Bauchmuskel (M. rectus abdominis), der schräge äußere Bauchmuskel (M. obliquus externus abdominis), der schräge innere Bauchmuskel (M. obliquus internus abdominis), der quere Bauchmuskel (M. transversus abdominis), Beine, Gesäß, Arme, Rücken. Koordination.

Ausgangsposition: In der Rückenlage auf der Halbrolle® sind beide Beine in der Luft gestreckt. Mit der Kleinfingerseite, die Schultern sind außenrotiert, rechts und links auf dem Boden ein wenig halten und ausbalancieren.

Übungsbeschreibung: Die bis in die Fußspitzen gestreckten Beine erst einen Durchgang rechtsherum, dann linksherum kreisen. Dabei den Rücken in seiner Ausgangsposition auf der Halbrolle® stabilisieren.

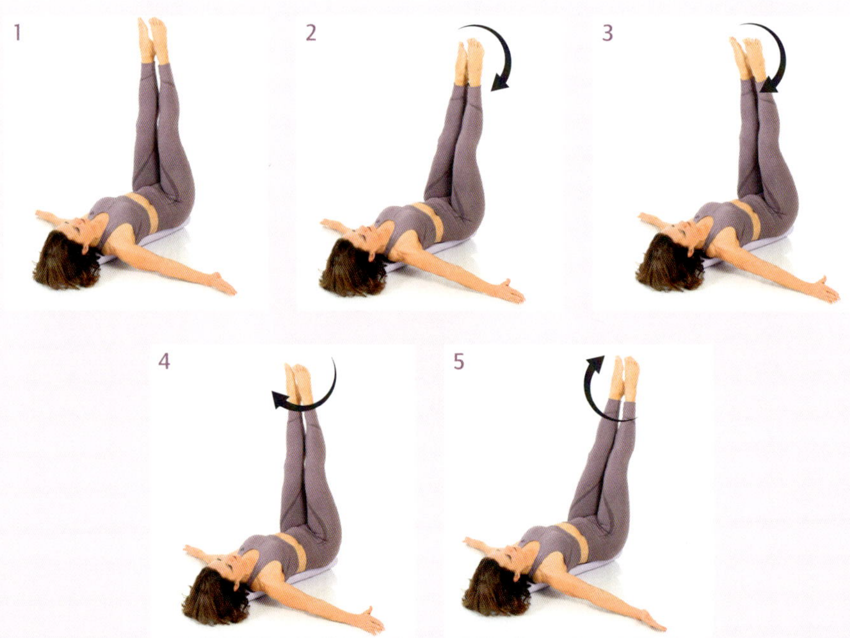

8. RÜCKENLAGE MIT ANGEHOBENEN BEINEN: ENTLASTEN AUF DER HALBROLLE®

Beteiligte Muskulatur: Der gerade Bauchmuskel (M. rectus abdominis), der schräge äußere Bauchmuskel (M. obliquus externus abdominis), der schräge innere Bauchmuskel (M. obliquus internus abdominis), der quere Bauchmuskel (M. transversus abdominis), Beine, Gesäß, Arme, Rücken. Koordination.

Ausgangsposition: In der Rückenlage auf der Halbrolle® sind beide Beine in der Luft gestreckt. Mit der Kleinfingerseite, die Schultern sind außenrotiert, rechts und links auf dem Boden ein wenig halten und ausbalancieren.

Übungsbeschreibung: AA: Das Becken auf der Halbrolle® etwas heben und entlasten. EA: Langsam das Becken wieder ablegen.

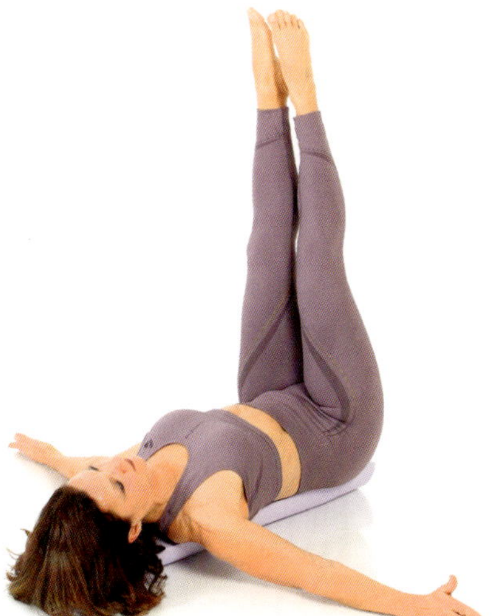

9. CRUNCHES/BAUCHPRESSE

Beteiligte Muskulatur: Gerader Bauchmuskel (M. rectus abdominis), pyramidenförmiger Muskel (M. pyramidalis), unterstützende Muskulatur: schräger Bauchmuskel (M. obliquus abdominis).

Ausgangsposition: Rückenlage auf der Halbrolle®. Beide Beine hüftschmal mit den Fersen aufstellen. Das Krafthaus aktivieren. Den Kopf mit beiden Händen unterstützen. Die Ellbogen weit zur Seite geöffnet halten. Den Kopf etwas abheben und in beide Hände spannen. Die imaginäre Medaille auch jetzt zeigen.

Übungsbeschreibung: AA: Die Schulterblätter von der Halbrolle® lösen. EA: Nur die Schulterblätter wieder ablegen. Die ganze Zeit beide Fersen fest in den Boden drücken.

1

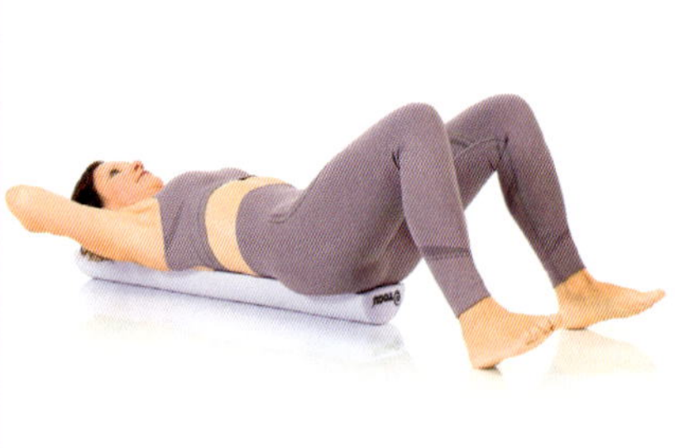

2

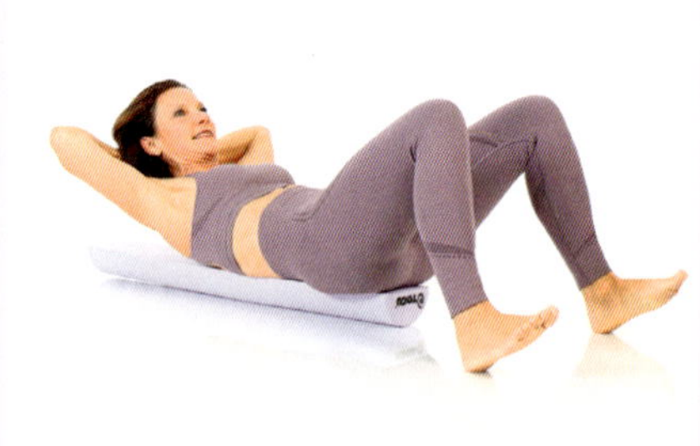

3

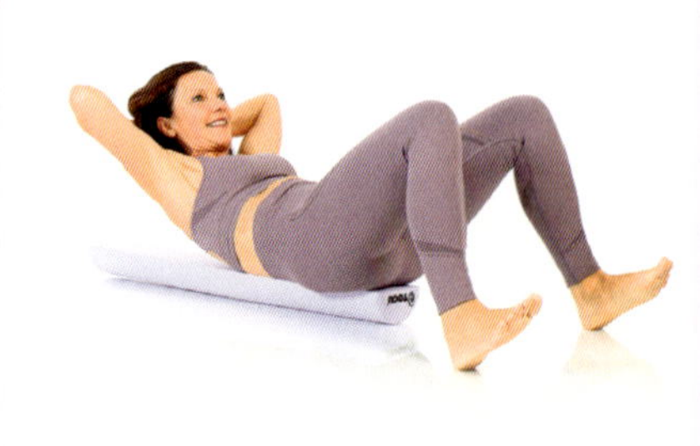

Variante: Ein Bein zur Decke strecken und in der Luft halten.

Variante

1

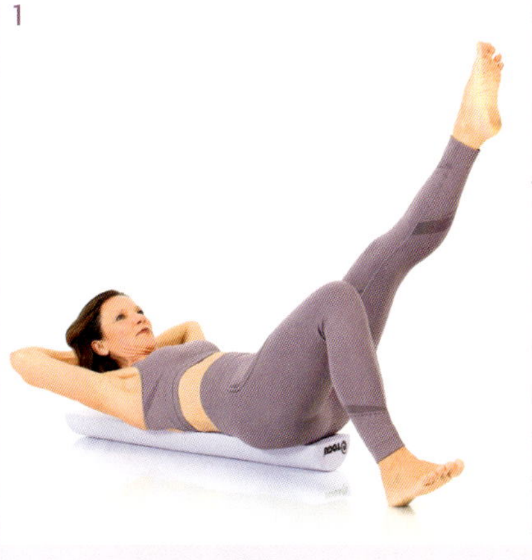

2

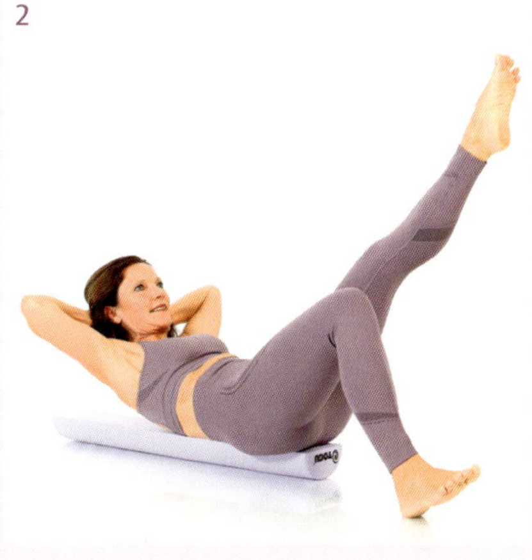

10. RÜCKENLAGE UND DIE ARME HOCH/TIEF BEWEGEN

Diese Übung heißt bei Pilates „The Hundred".

Beteiligte Muskulatur: Gerader Bauchmuskel (M. rectus abdominis), pyramidenförmiger Muskel (M. pyramidalis), unterstützende Muskulatur: schräger Bauchmuskel (M. obliquus abdominis).

Ausgangsposition: Rückenlage auf der Halbrolle®. Beide Beine mit den Fersen aufstellen. Das Krafthaus aktivieren. Den Kopf anheben und das Kinn zur Entlastung des Nackens über dem Brustbein halten. Die Haltung stabilisieren.

Übungsbeschreibung: AA: Beide Arme 4-5-mal hoch/tief bewegen, die Handflächen zeigen in Richtung Boden. EA: Beide Arme 4-5-mal hoch/tief bewegen, die Handinnenflächen zeigen zum Boden. Die ganze Zeit beide Fersen fest in den Boden drücken.

Mit der Zeit langsam die Wiederholungen steigern, bis man insgesamt 10 Atemzüge = 100 Armbewegungen hoch/tief den Kopf in der Luft halten kann.

1

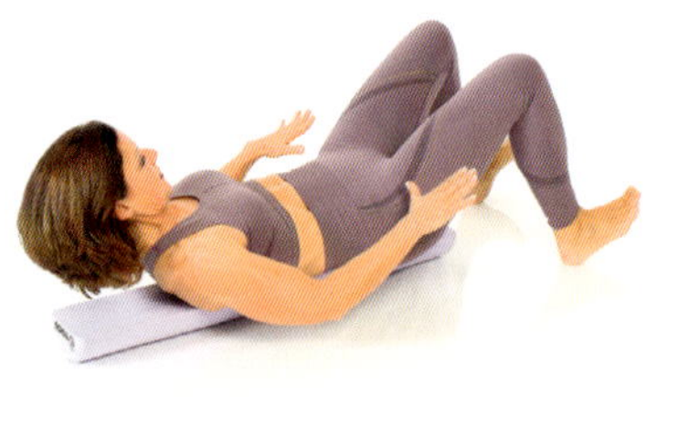

2

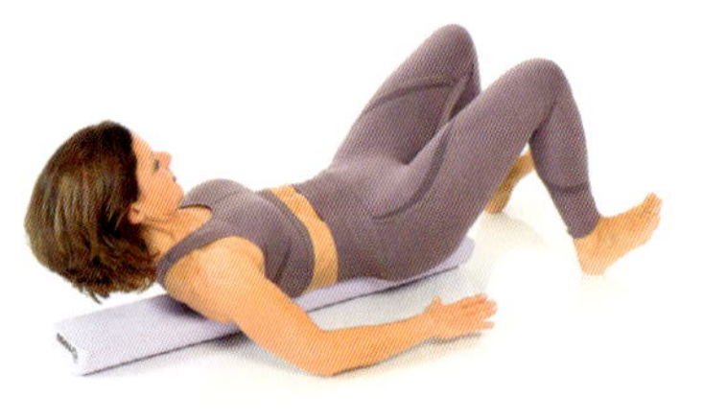

Variation 1

1

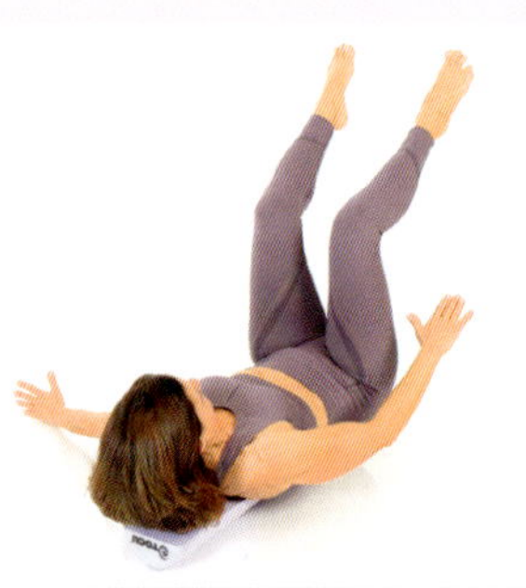

2

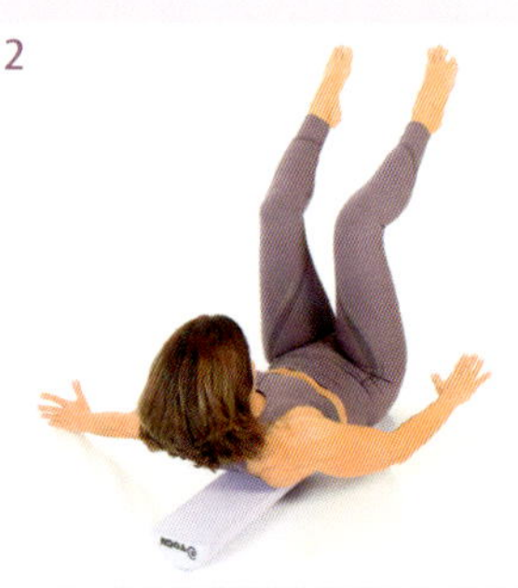

Variation 1: Eine Hand mit dem Kleinfingerballen auf den Boden spannen.

Variation 2: Zur Entlastung der Nackenmuskulatur: Mit einer Hand die Kopfhaltung unterstützen.

Variante: Beide Beine zur Decke gestreckt halten.

Variation 2

1

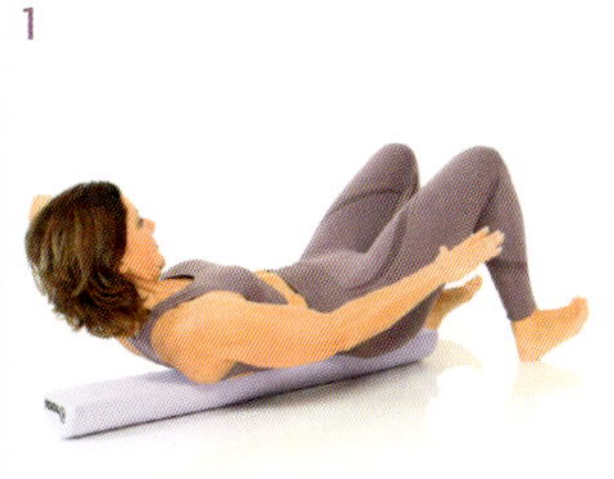

2

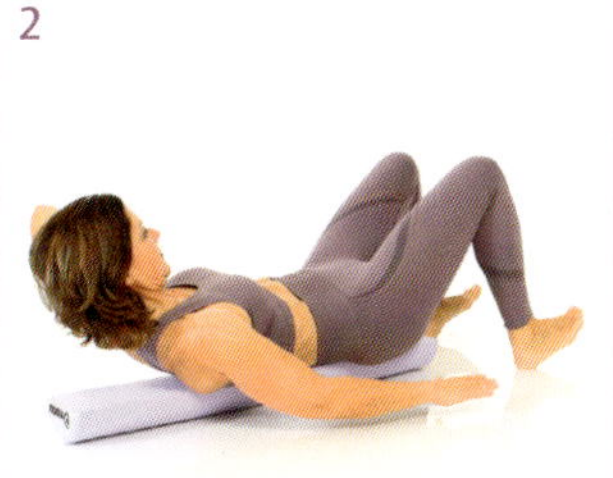

Variante

1

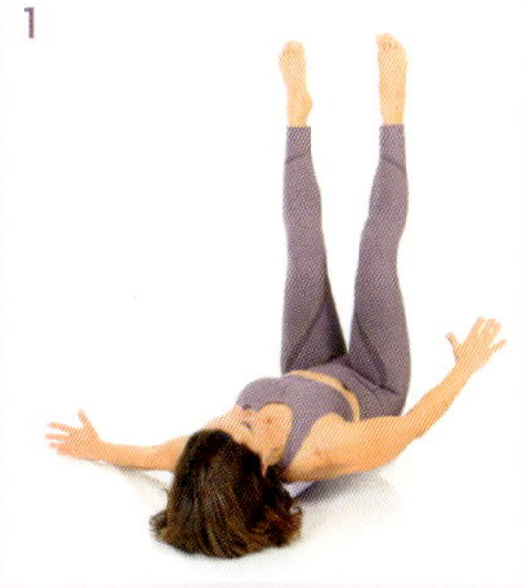

2

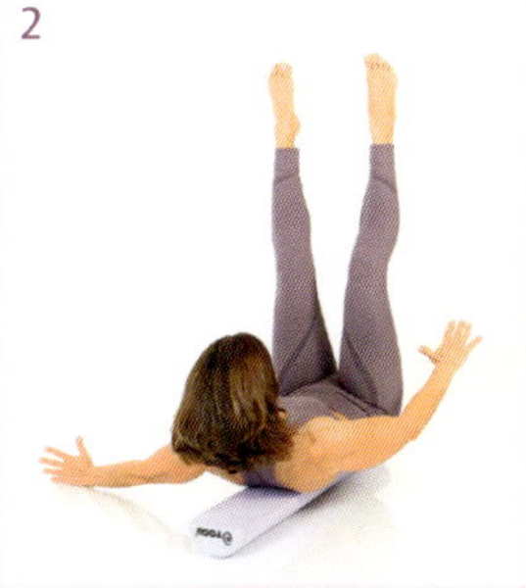

3

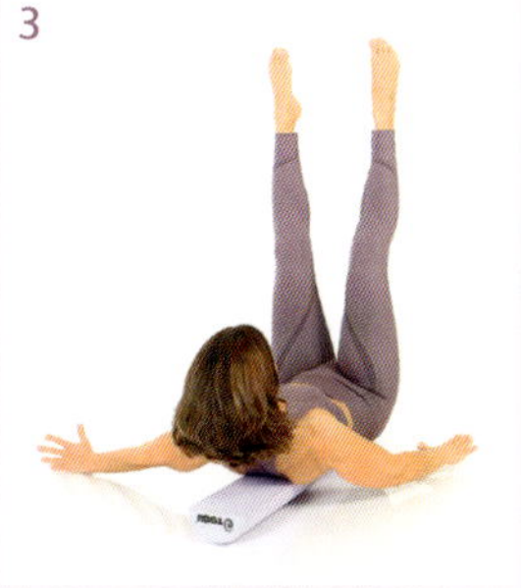

11. ÜBER KREUZ AUF DER HALBROLLE®

Beteiligte Muskulatur: Stärkung der Bauchmuskulatur, insbesondere der schrägen. Verbesserung der Koordination. Dehnung der Hüftbeugemuskulatur und Stabilisation des Beckenbereichs: gerader Bauchmuskel (M. rectus abdominis), schräger äußerer Bauchmuskel (M. obliquus externus abdominis), schräger innerer Bauchmuskel (M. obliquus internus abdominis), querer Bauchmuskel (M. transversus abdominis), M. pyramidalis).

Ausgangsposition: Rückenlage auf der Halbrolle®. Beide Beine werden hüftschmal geöffnet in einem Winkel von 90 Grad in der Luft gehalten.

Übungsbeschreibung: Entlang der Körpermittellinie diagonal den linken Ellbogen und das rechte Knie über Kreuz einander annähern.

Wichtig: Den Ellbogen ruhig in der Luft halten und nur über die Bewegung in der Brustwirbelsäule zum Knie hin „drehen". Das Gegenbein dabei gleichzeitig strecken.

1

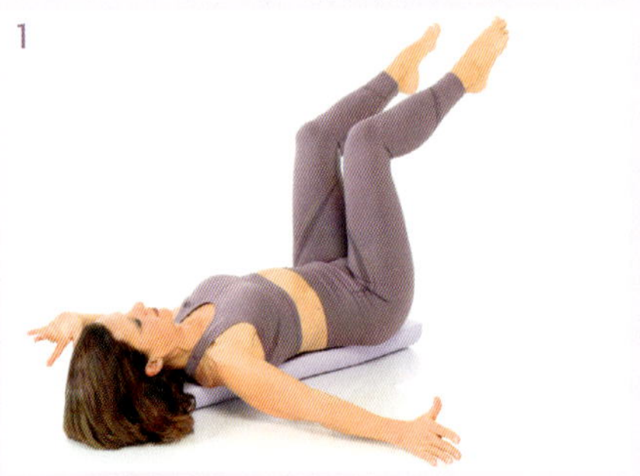

2

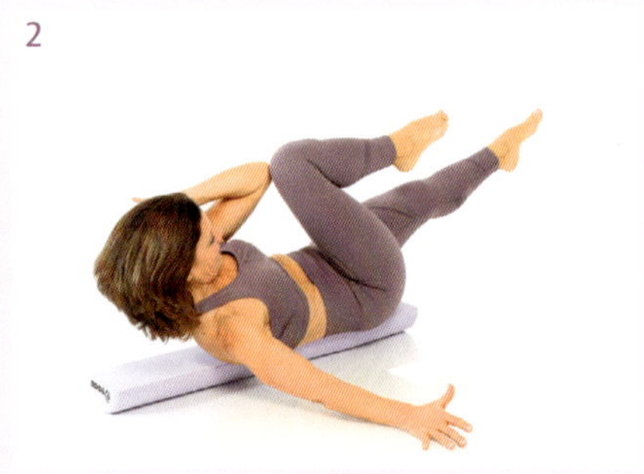

3

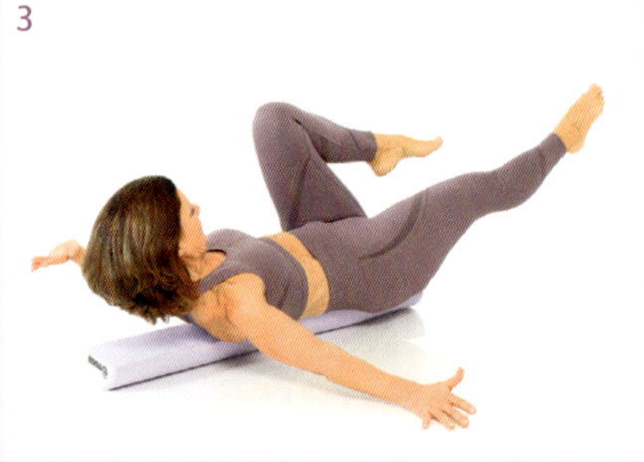

2.4 ÜBUNGEN IN DER RÜCKENLAGE MIT DEN FÜSSEN BZW. MIT DEM KREUZBEIN AUF DER HALBROLLE®

In dieser Ausgangsposition wird vorwiegend die „Streckerkette" gestärkt. Dazu gehören der untere Rücken (M. erector spinae), der Po/das Gesäß (M. glutaeus maximus, medius, minimus) und die Oberschenkelrückseiten (ischiokrurale Muskulatur). Der Beckenboden wird gestärkt. Die Rumpfstabilität wird verbessert. Schmerzen im Ischias können gelindert werden. Zugleich wird der vordere Oberkörper und der Nacken gedehnt.

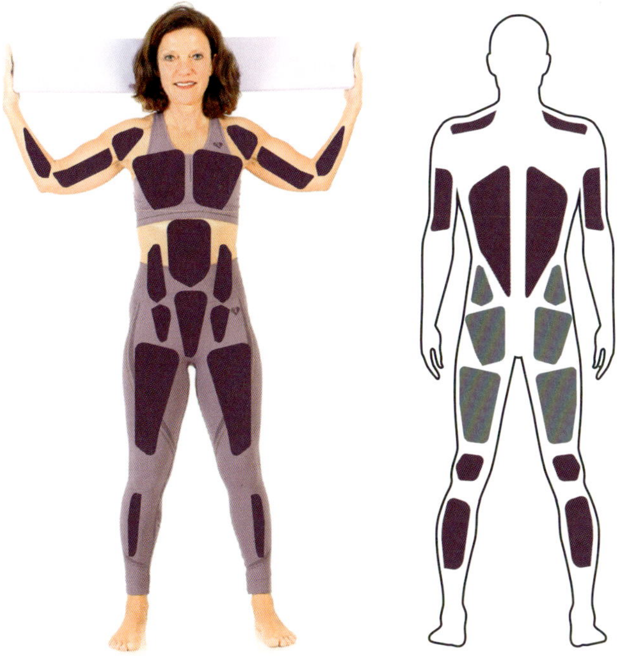

1. DAS BECKEN HEBEN UND SENKEN AUF DER HALBROLLE®

Beteiligte Muskulatur: Gesäßmuskulatur, Bauchmuskulatur, die Hüften, die Beine und der untere Rücken. Stabilisation und Balancefähigkeit.

Ausgangsposition: Rückenlage. Beide Füße sind auf der geraden Seite der quer liegenden Halbrolle® aufgestellt. Handrücken, Ellbogen und Schulterblätter sanft zum Boden spannen.

Übungsbeschreibung: AA: Das Becken heben. EA: Das Becken senken.

Variante 1: Einen Arm zur Decke strecken.

Variante 2: Beide Arme zur Decke strecken.

1

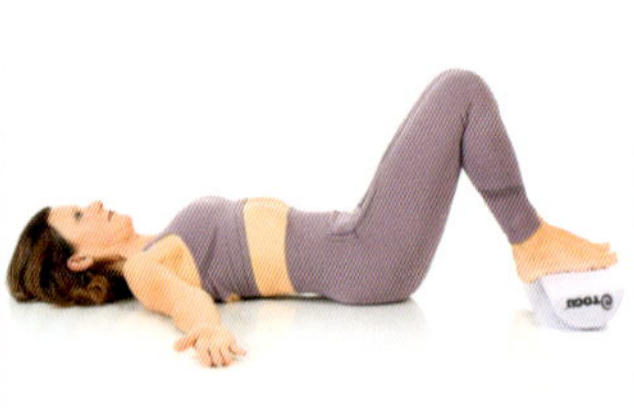

2

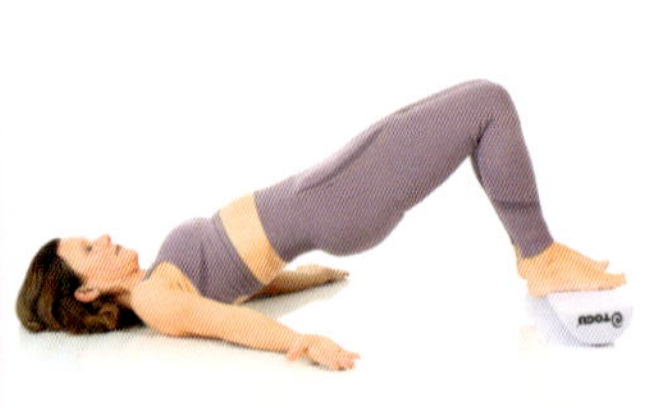

3

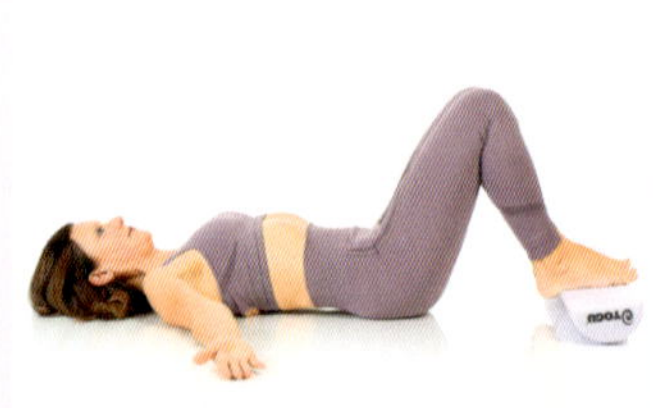

Variante 1

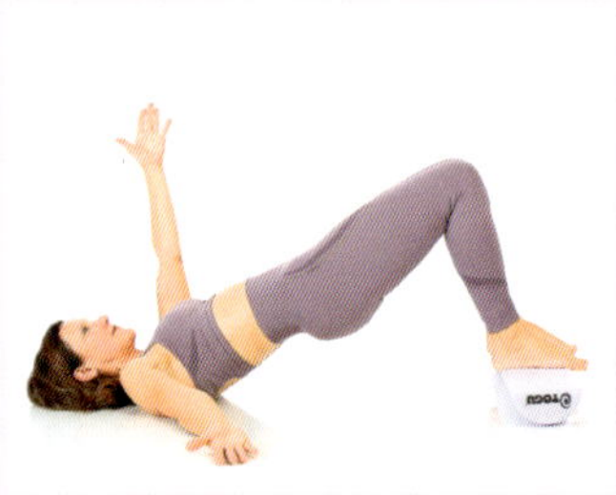

Variante 2

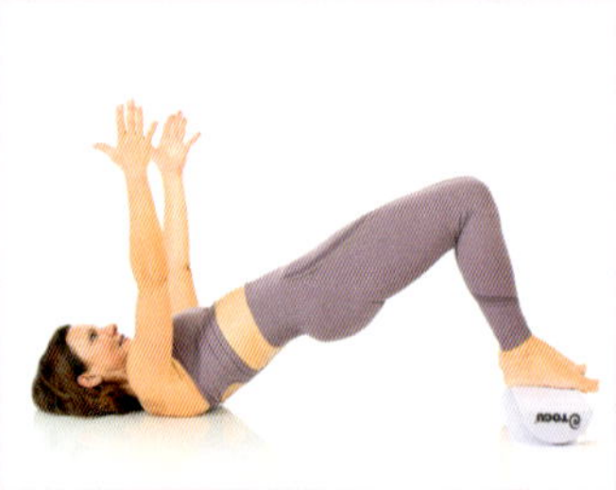

Variante 3: Beide Arme am Boden und ein Bein nach vorne stecken. Die Oberschenkel parallel zueinander halten.

Variante 4: Einen Arm und ein Bein zur Decke strecken.

Variante 5: Beide Arme und ein Bein zur Decke strecken.

Variante 3

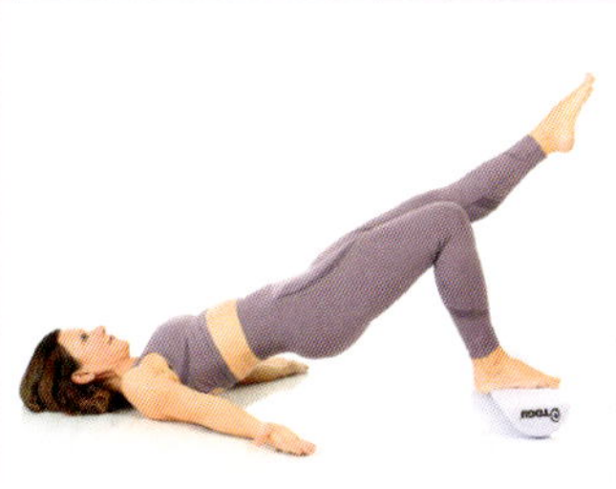

Variante 4

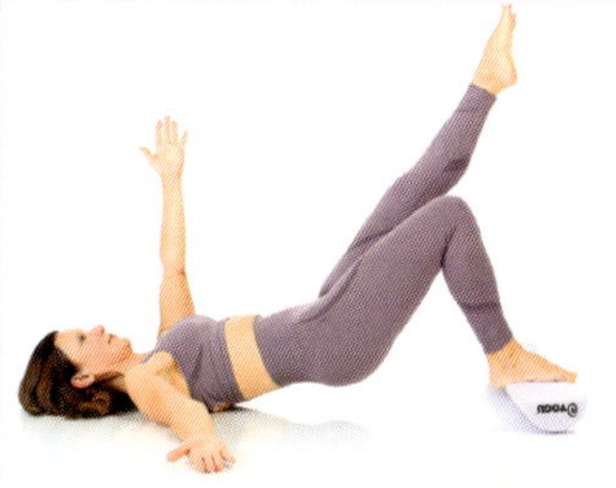

Variante 5

1

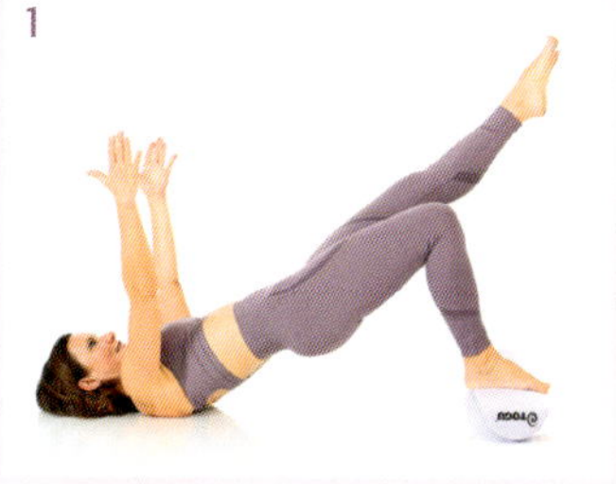

2

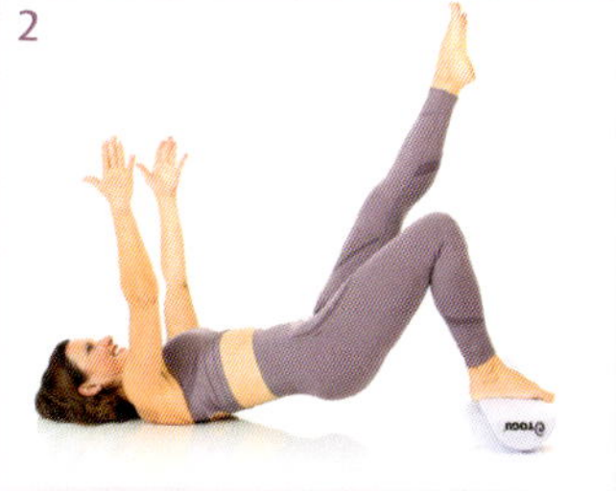

2. SCHULTERBRÜCKE

Ausgangsposition: Rückenlage. Beide Füße sind auf der geraden Seite der quer liegenden Halbrolle® aufgestellt. Handrücken, Ellbogen und Schulterblätter sanft zum Boden spannen.

Übungsbeschreibung: AA: Das Becken heben, den Atem fließen lassen und die Position „Bridging" ausbalancieren.

Variante: Beide Arme zur Decke strecken.

1

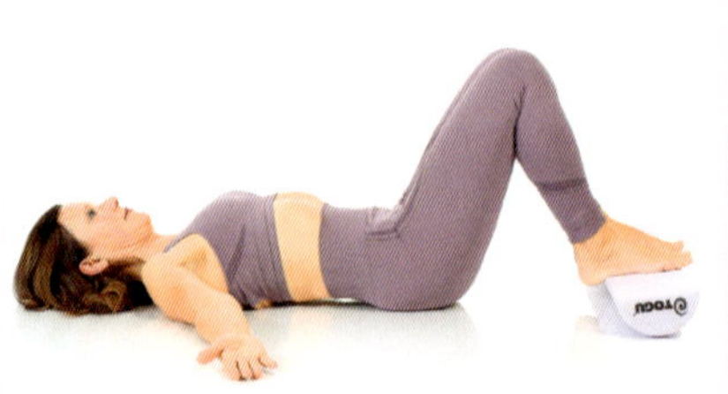

2

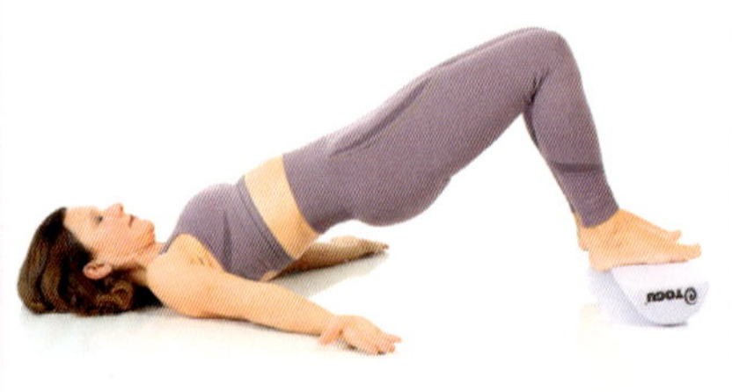

Variante

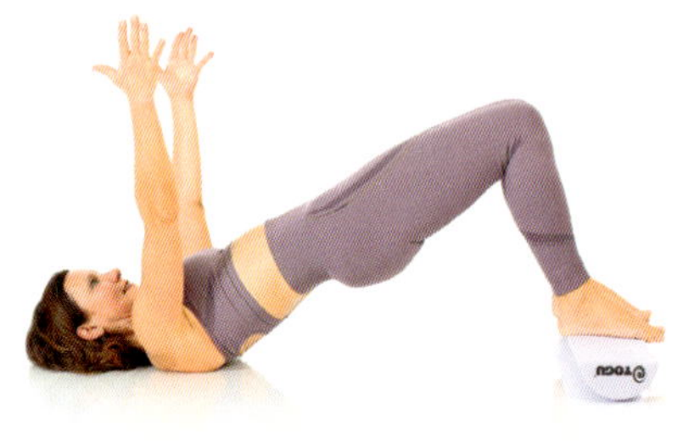

3. KREUZLAGE MIT ANGEHOBENEN BEINEN

Beteiligte Muskulatur: Gesäßmuskulatur, Bauchmuskulatur, die Hüften, die Beine und der untere Rücken. Stabilisation und Balancefähigkeit.

Ausgangsposition: Rückenlage mit dem Kreuz-Darmbein-Gelenk auf der quer liegenden Halbrolle®. Handrücken, Ellbogen und Schulterblätter sanft zum Boden spannen.

Übungsbeschreibung: Die Beine im Wechsel rechts/links beugen und in Richtung Boden strecken.

Variante 1: Einen Arm zur Decke strecken (ohne Foto).

Variante 2: Beide Arme zur Decke strecken (ohne Foto).

1

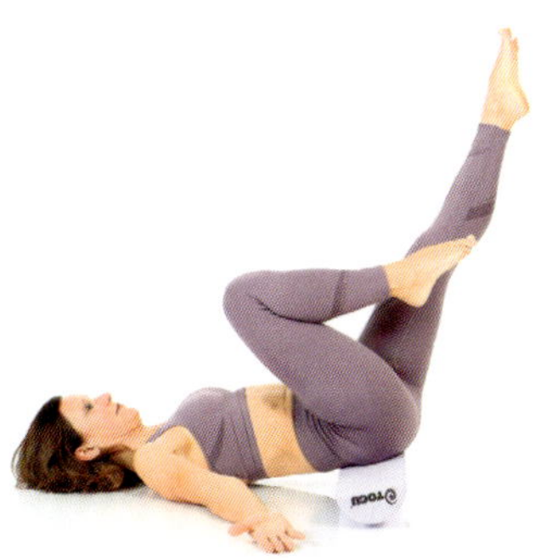

2

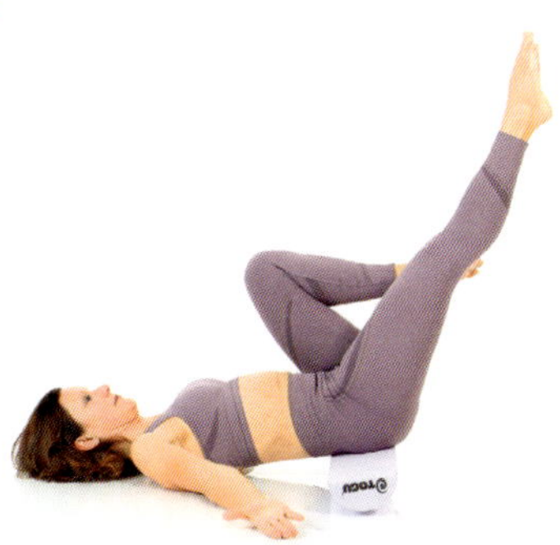

2.5 ÜBUNGEN IN DER BAUCHLAGE

In dieser Ausgangsposition werden schwerpunktmäßig folgende Muskeln gekräftigt: Rückenstrecker komplett, oberer/unterer Rücken, seitliche Bauchmuskulatur und die Gesäßmuskulatur. Schultergürtel. Die Übung stärkt den Beckenboden und verbessert die Stabilisation des Rumpfs und die Mobilisation der Brustwirbelsäule.

Während der Übungen in der Bauchlage die Atmung fokussiert über die Brustkorbatmung fließen lassen. Ein Anhalten der Luft ist immer ein Zeichen der Überforderung. In diesem Fall sollte unbedingt eine Pause eingelegt werden.

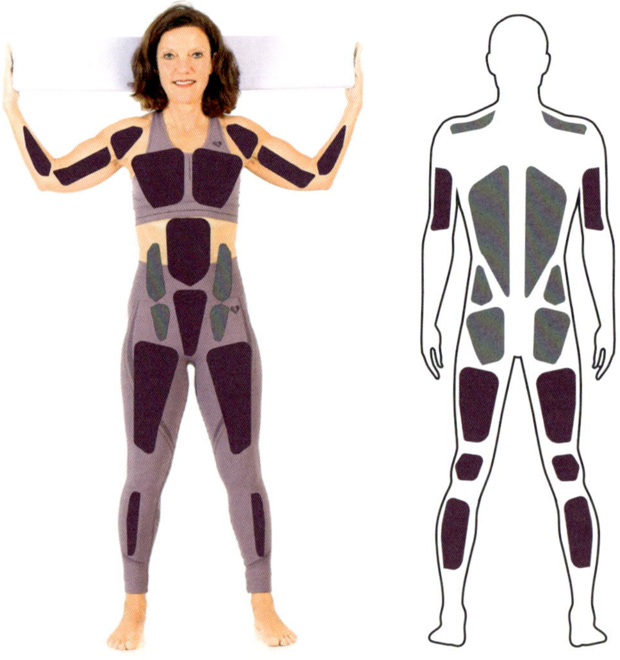

1. EINEN IMAGINÄREN TENNISBALL KREISEN

Beteiligte Muskulatur: Der obere/untere Rücken, der Schultergürtel und die Gesäßmuskulatur.

Ausgangsposition: Stabile Bauchlage vom Schambein bis zum Brustbein auf der Halbrolle®. Die Arme sind im 90-Grad-Winkel abgelegt. Die Fußspitzen sind aufgestellt. Die Beine sind gestreckt.

Übungsbeschreibung: Arme, Kopf und Brustbein abheben und einen imaginären Tennisball unter den Handflächen kreisen. Die Stirn parallel zum Boden halten. Je absolviertem Durchgang einer Kreisbewegung erfolgt ein Richtungswechsel.

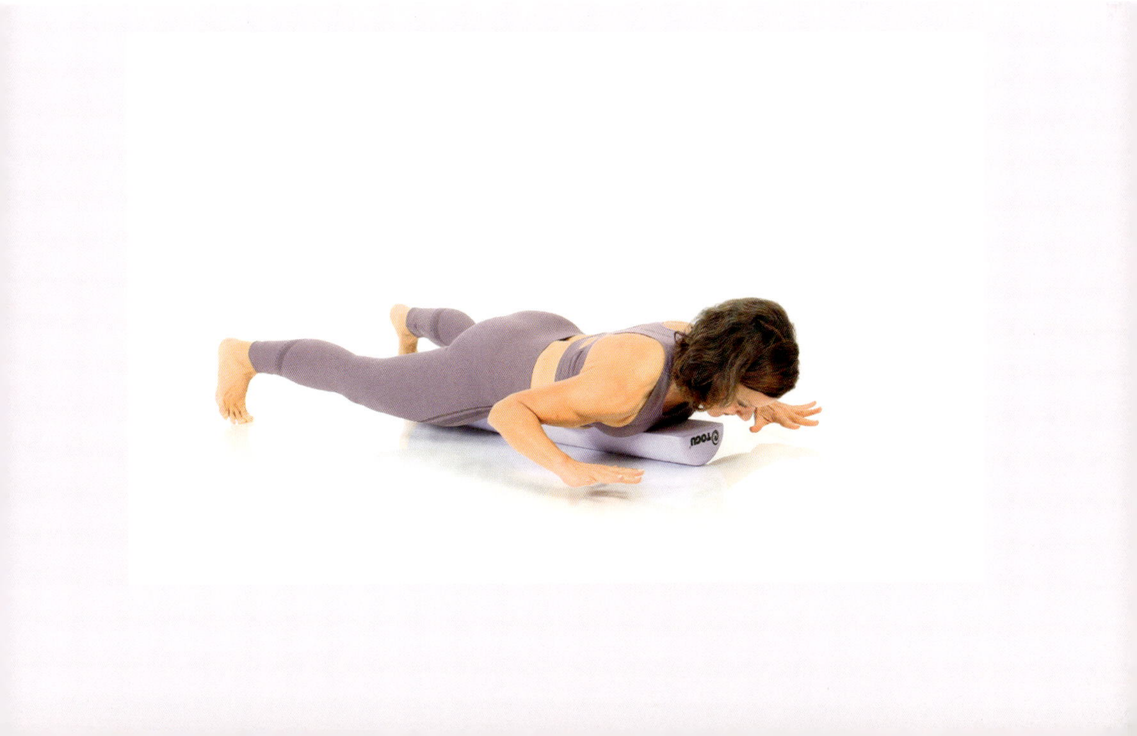

2. DIAGONAL IN BAUCHLAGE AUF DER HALBROLLE® LIEGEN

Beteiligte Muskulatur: Der untere Rücken, Rückenstrecker, Gesäß, Trapezmuskeln.

Ausgangsposition: Stabilisierte Bauchlage vom Schambein bis zum Brustbein auf der Halbrolle®. Die Arme sind nach vorne gestreckt, sie mit der Kleinfingerseite aktiv ablegen.

Übungsbeschreibung: Abwechselnd diagonal den rechten Arm und das linke Bein bzw. den linken Arm und das rechte Bein wenige Millimeter abheben und gleichzeitig den linken/rechten Kleinfingerballen in die Unterlage drücken. Die Stirn parallel zum Boden halten. Bei Schulterproblemen mit den Armen seitlich im 90-Grad-Winkel oder auch darunter trainieren.

Variation: Nur einen Arm gestreckt abheben, beide Füße in Flexion in den Boden stemmen.

1

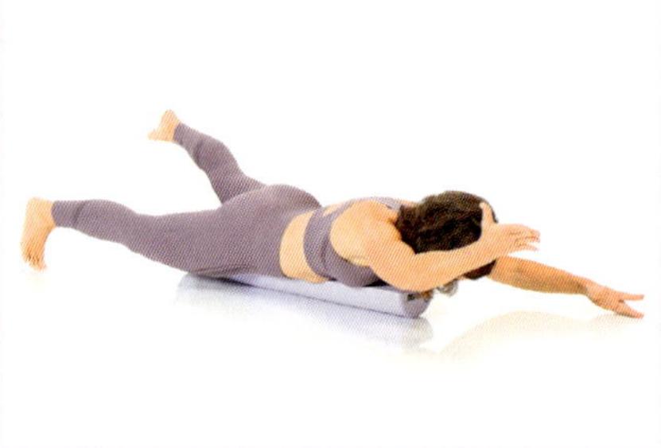

2

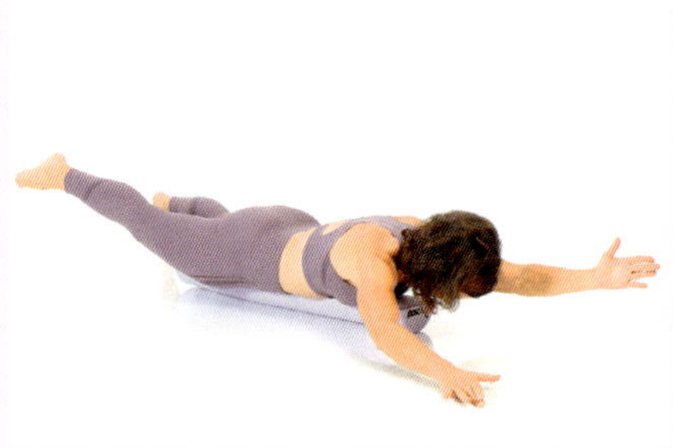

3. SCHWEBEN AUF DER HALBROLLE®

Beteiligte Muskulatur: Der untere Rücken, Rückenstrecker, Gesäß, Trapezmuskeln.

Ausgangsposition: Stabilisierte Bauchlage. Die Arme sind nach vorne gestreckt, sie mit der Kleinfingerseite aktiv ablegen. Die Fußspitzen berühren den Boden.

Übungsbeschreibung: Beine und Arme gestreckt abheben und in der Luft stabilisieren. Die Stirn knapp über dem Boden halten. Bei Schulterproblemen mit den Armen seitlich im 90-Grad-Winkel oder auch darunter trainieren.

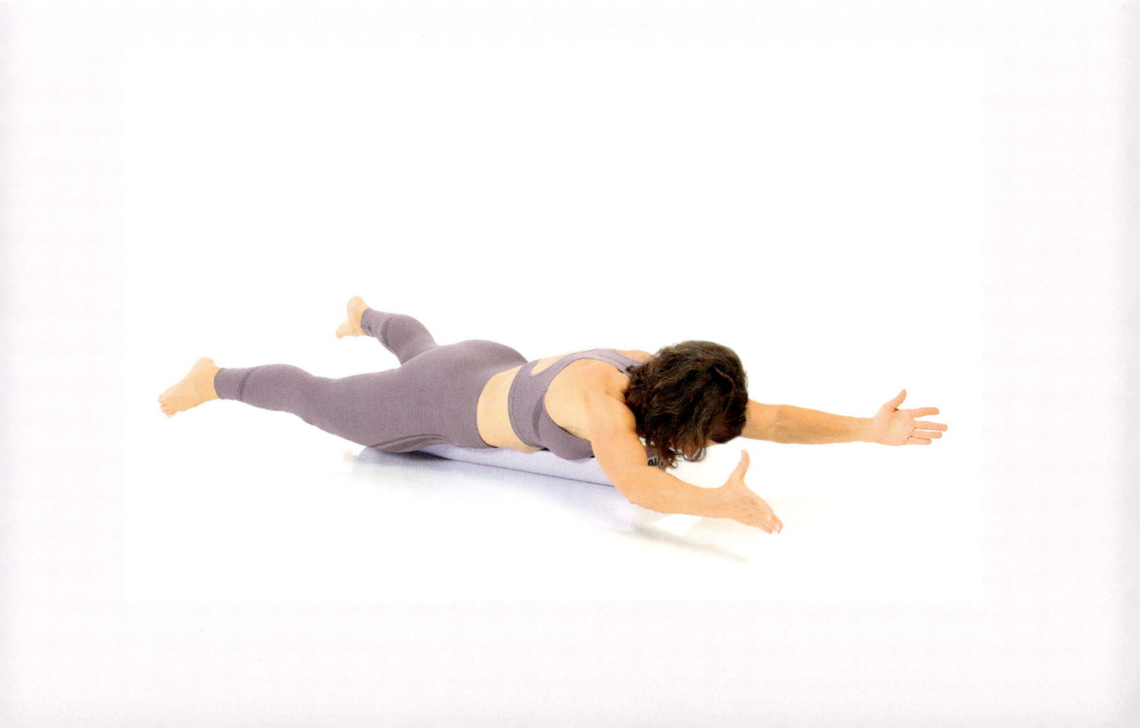

4. VOM V INS W IN DER BAUCHLAGE AUF DER HALBROLLE®

Beteiligte Muskulatur: Schultern, Trapezmuskeln, Rückenstrecker.

Unterstützend: Beinbizeps (hinten), Deltamuskel (hinterer Anteil), großer Gesäßmuskel.

Ausgangsposition: Bauchlage. Die Beine sind gestreckt und die Fußspitzen sind auf dem Boden aufgestellt. Den Kopf in Verlängerung der Wirbelsäule stabilisieren. Die Arme seitlich gebeugt halten.

Übungsbeschreibung: Die Arme nach vorne ins V strecken und zurück ins W ziehen. Die Fußspitzen fest aufstellen. Die Fersen nach hinten unten rausschieben. Die Knie strecken.

Variante: Gleichzeitig beide Beine abheben. Der Fuß ist in Flexion oder Extension.

1

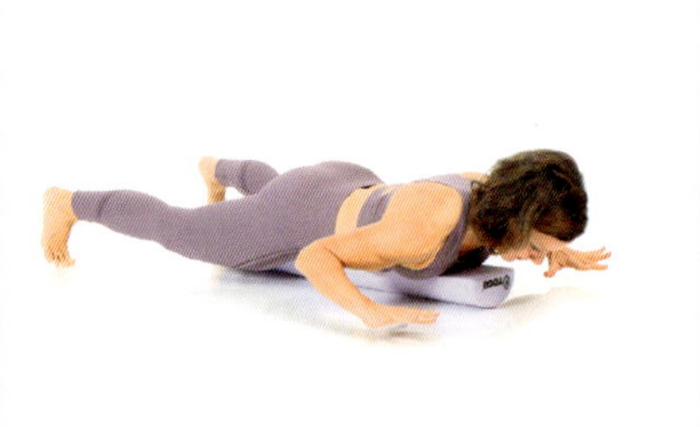

2

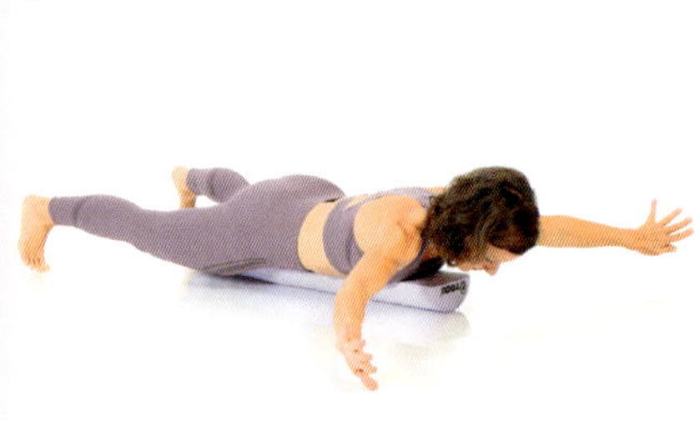

Variante

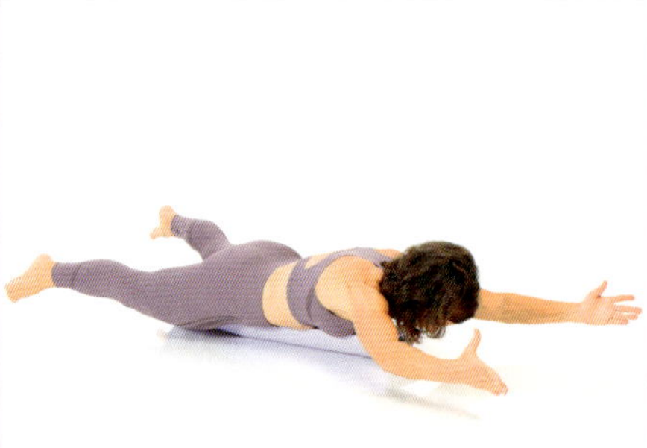

5. LANGER RÜCKEN AUF DER HALBROLLE®

Beteiligte Muskulatur: Der untere/obere Rücken, Rückenstrecker, Gesäß, Trapezmuskeln. Dehnung der Brustmuskulatur.

Ausgangsposition: Stabilisierte Bauchlage. Die Fußspitzen aufstellen. Die Arme liegen im 90-Grad-Winkel seitlich auf dem Boden. Den Kopf in Verlängerung der Wirbelsäule halten.

Übungsbeschreibung: AA: Das Krafthaus aktivieren und die Schultern nach hinten unten spannen und den Oberkörper anheben. EA: Den Oberkörper wieder ablegen.

1

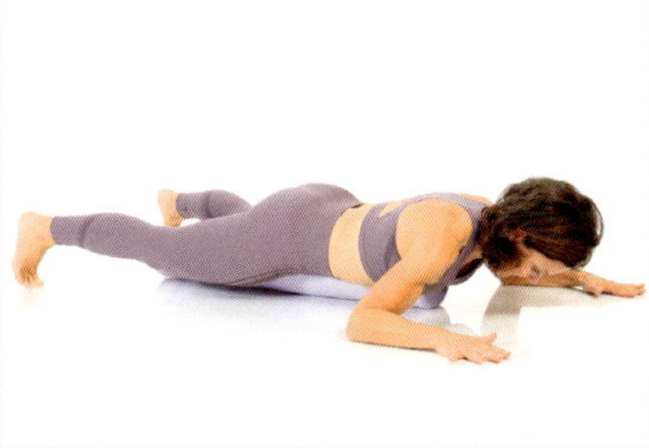

2

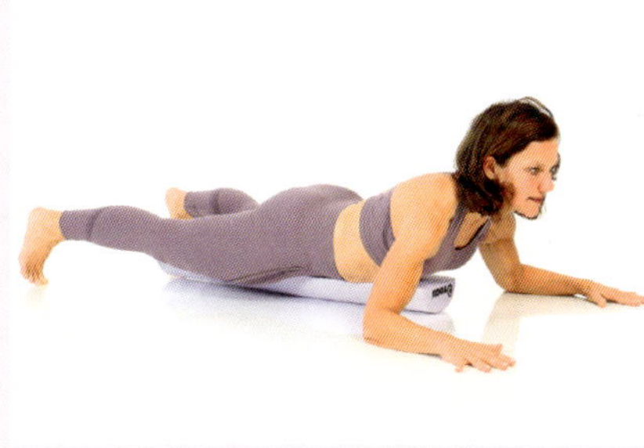

6. SCHWIMMEN AUF DER HALBROLLE®

Beteiligte Muskulatur: Der untere/obere Rücken, Rückenstrecker, Gesäß, Trapezmuskeln.

Ausgangsposition: Stabilisierte Bauchlage. Die Fußspitzen sind aufgestellt und die Arme sind nach vorne gestreckt.

Übungsbeschreibung: Wie bei der Brustschwimmbewegung die Arme gestreckt seitlich im Bogen zum Körper heranziehen und beugen. Sie dann wieder nach vorne in die Streckung ziehen.

1

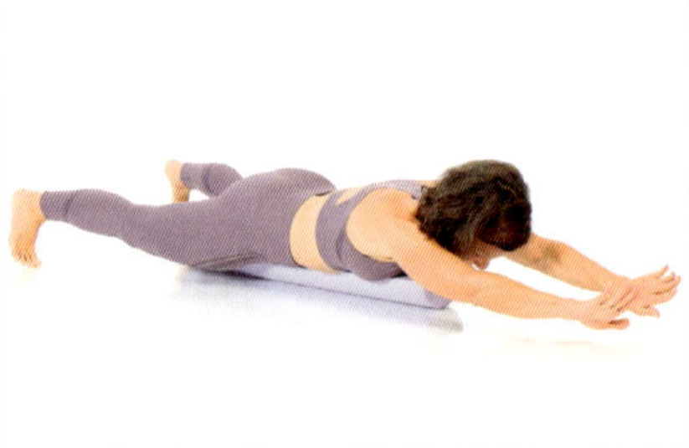

2

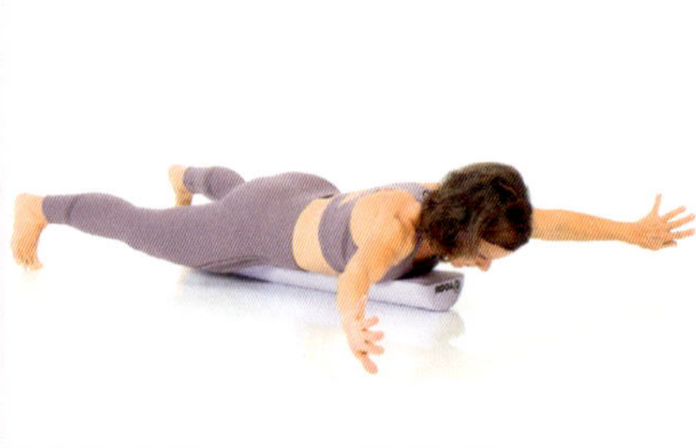

3

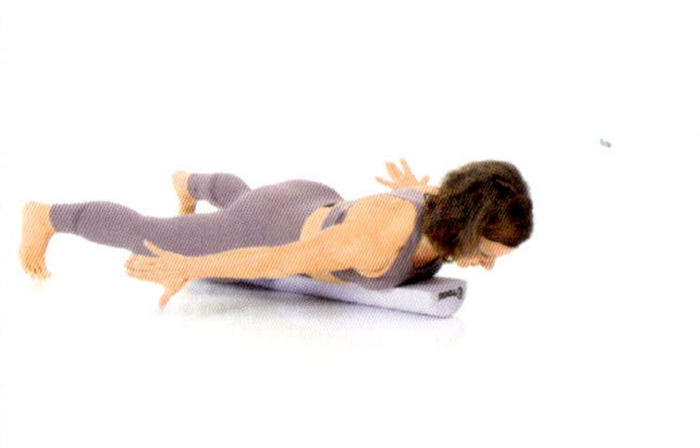

4

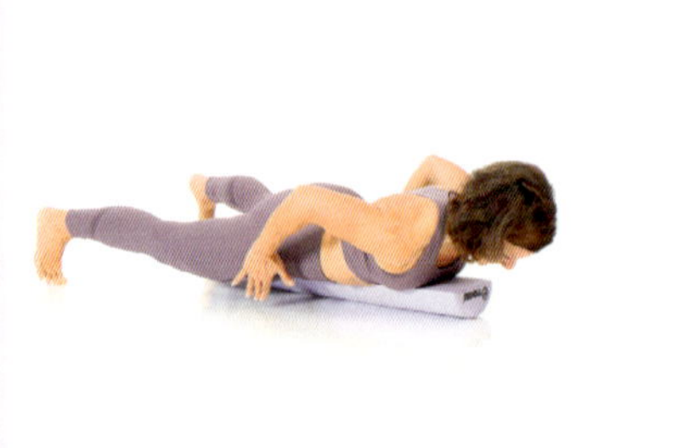

5

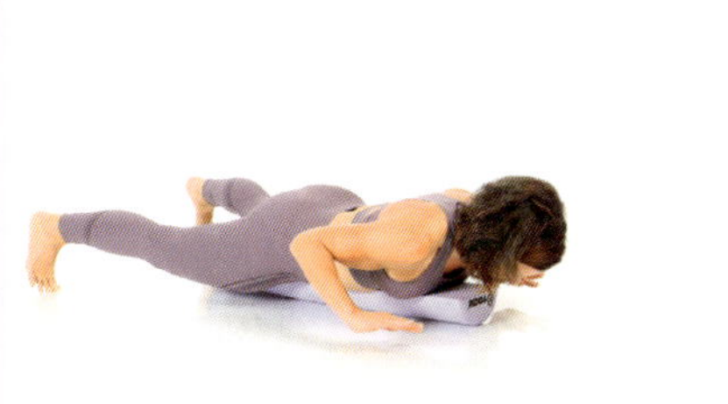

6

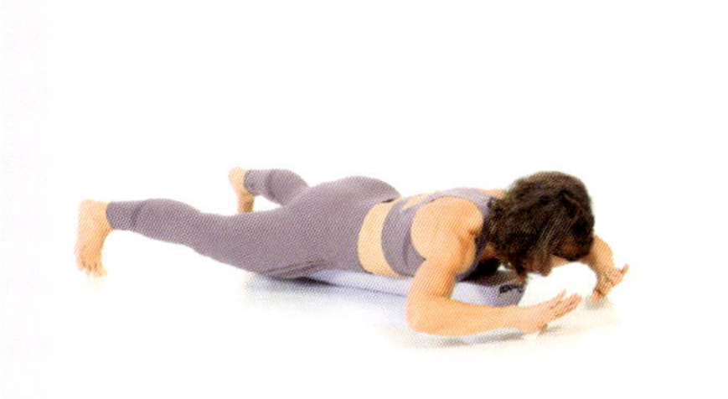

7

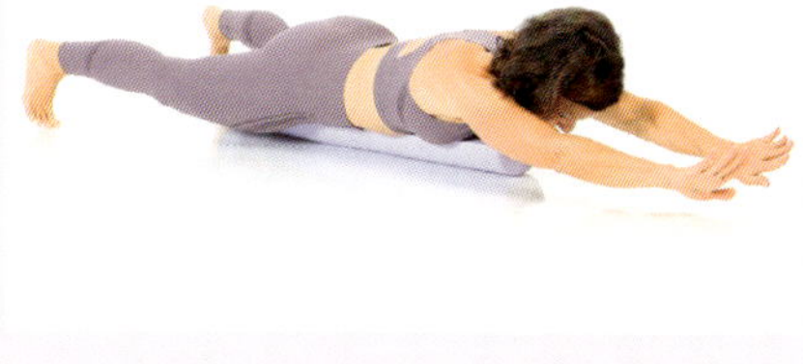

2.6 ÜBUNGEN KNIEND AUF DER HALBROLLE®

In dieser Ausgangsposition werden schwerpunktmäßig folgende Muskeln gekräftigt: Gesamte Rumpfmuskulatur, Stützmuskulatur, Bauch-, Rücken- und Gesäßmuskulatur. Rumpfstabilisation.

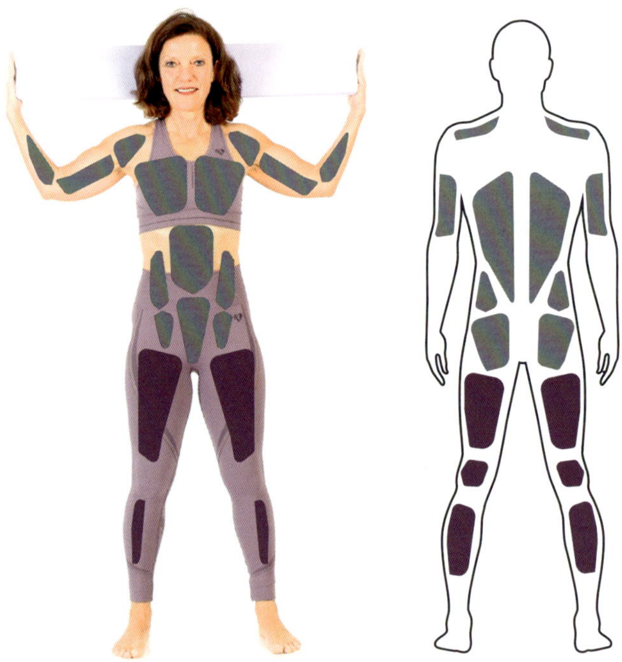

1. DEN VIERFÜSSLERSTAND AUSBALANCIEREN

Beteiligte Muskulatur: Alle Muskeln. Rumpfstabilisation.

Ausgangsposition: Vierfüßlerstand mit den Knien auf der Halbrolle®. Die Hände stützen unter den Schultern.

Übungsbeschreibung: Den Vierfüßlerstand ruhig ausbalancieren.

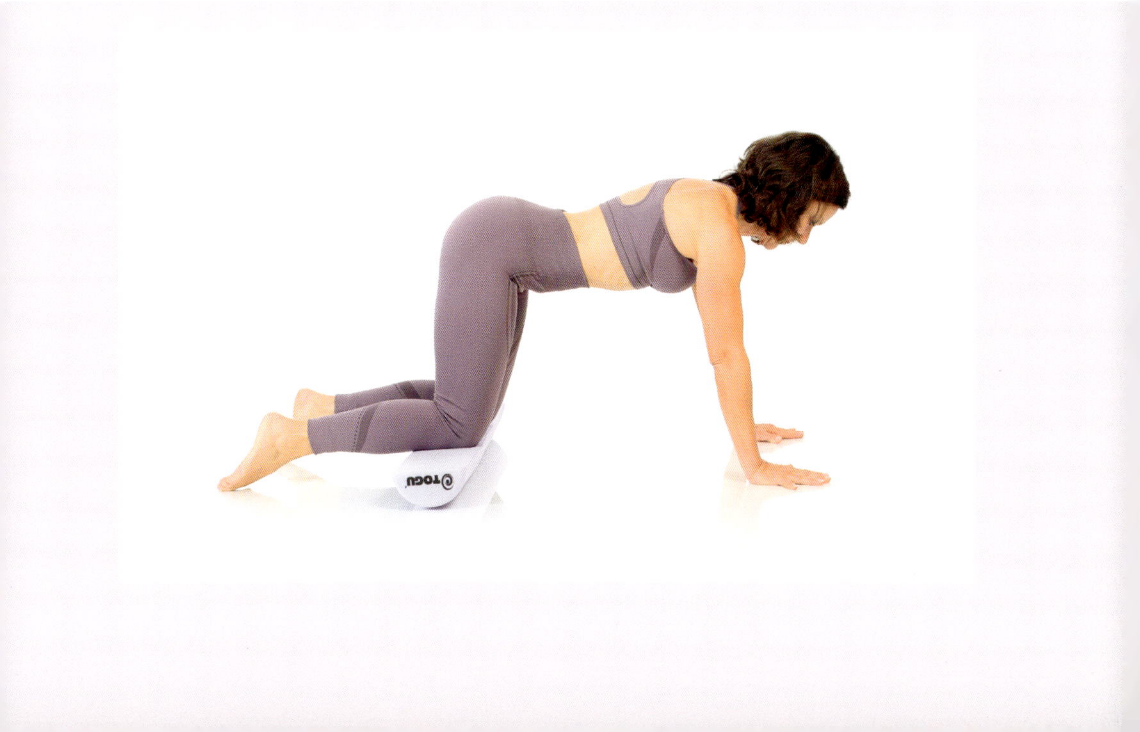

2. SICH STRECKEN WIE EINE KATZE

Beteiligte Muskulatur: Arme, Schultern, Bauch-, Rückenmuskulatur und Beine hinten. Rumpfstabilisation.

Ausgangsposition: Vierfüßlerstand.

Übungsbeschreibung: Im Vierfüßlerstand sich nach hinten in Richtung Fersen in einen runden Rücken schieben und sich dann knapp über dem Boden weit nach vorne bewegen, um sich dann wieder nach oben in den Vierfüßlerstand zu drücken.

1

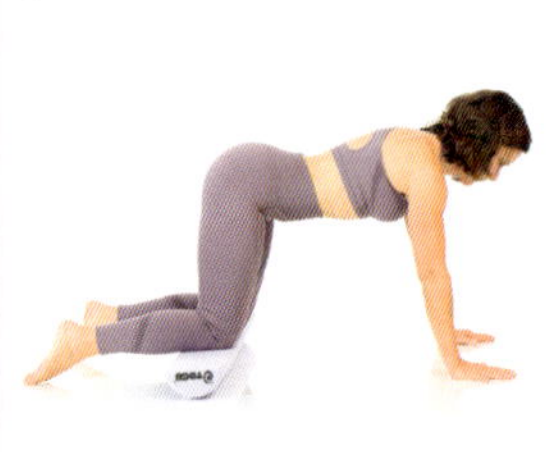

2

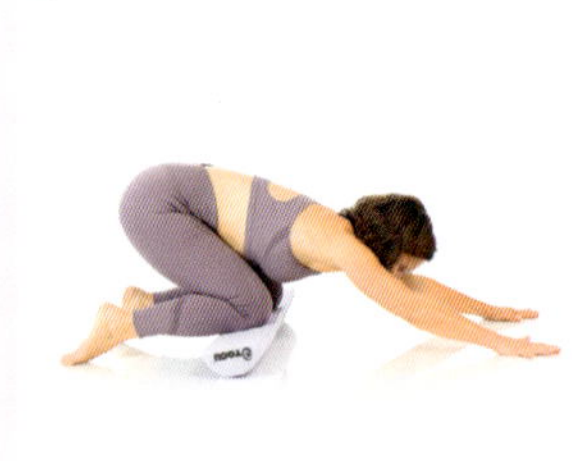

3

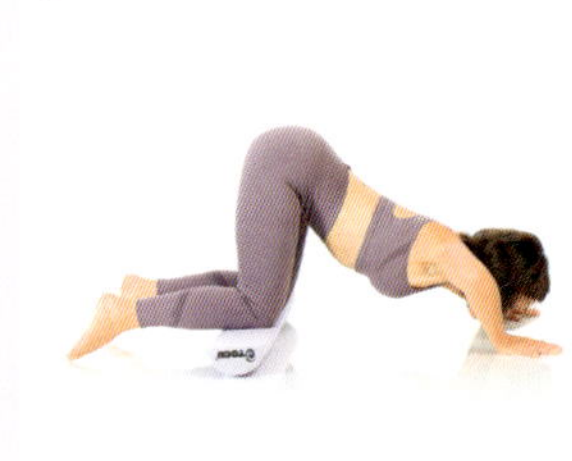

4

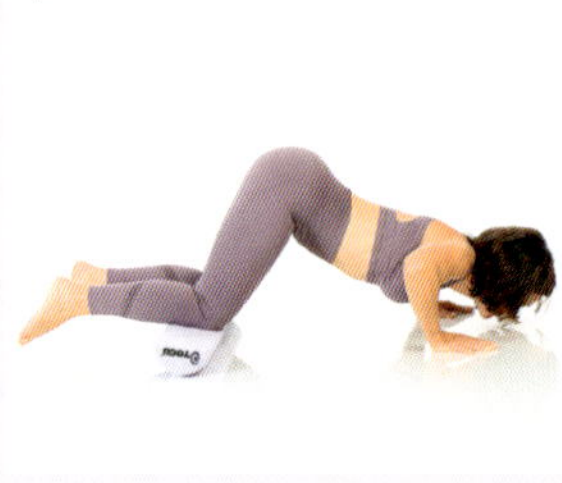

5

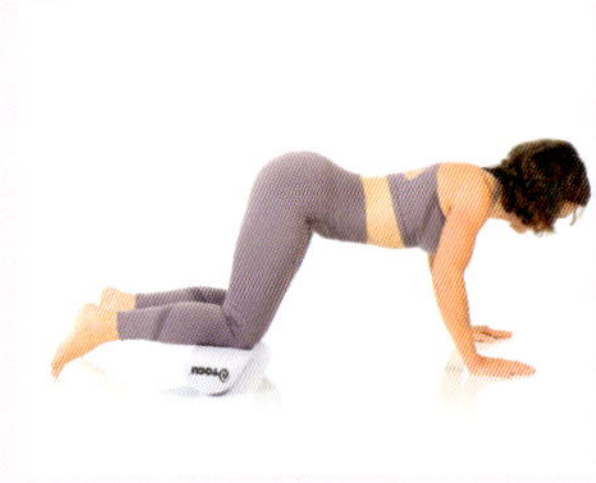

6

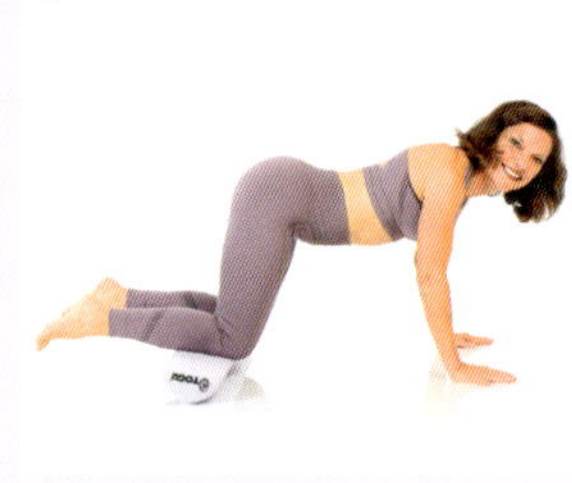

3. DIAGONAL IM VIERFÜSSLERSTAND

Beteiligte Muskulatur: Arme, Schulterblattmuskulatur, Bauch-, Rücken-, Gesäßmuskulatur und Beine hinten. Rumpfstabilisation.

Ausgangsposition: Vierfüßlerstand mit den Knien auf der Halbrolle®.

Übungsbeschreibung: Abwechselnd diagonal den linken Arm und das rechte Bein bzw. den rechten Arm und das linke Bein strecken.

1

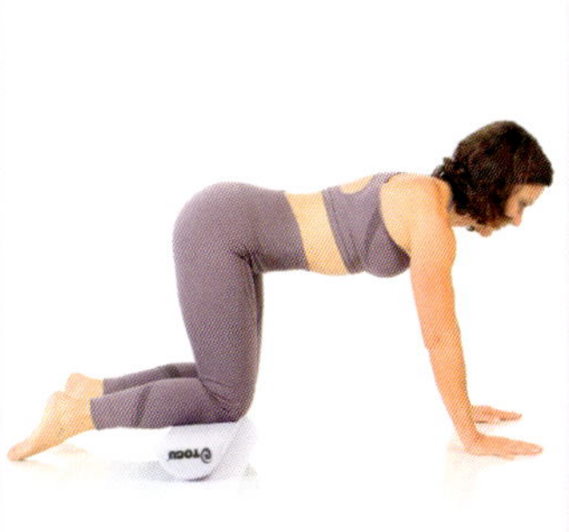

2

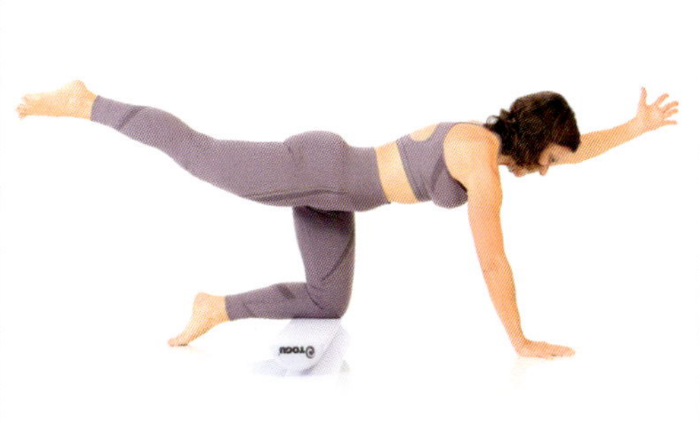

2.7 ÜBUNGEN IM STÜTZEN

In dieser Ausgangsposition werden schwerpunktmäßig folgende Muskeln gekräftigt: Armstrecker (M. triceps brachii), Schulter- und Brustmuskulatur. Stabilisation und Kräftigung der Rumpfmuskulatur.

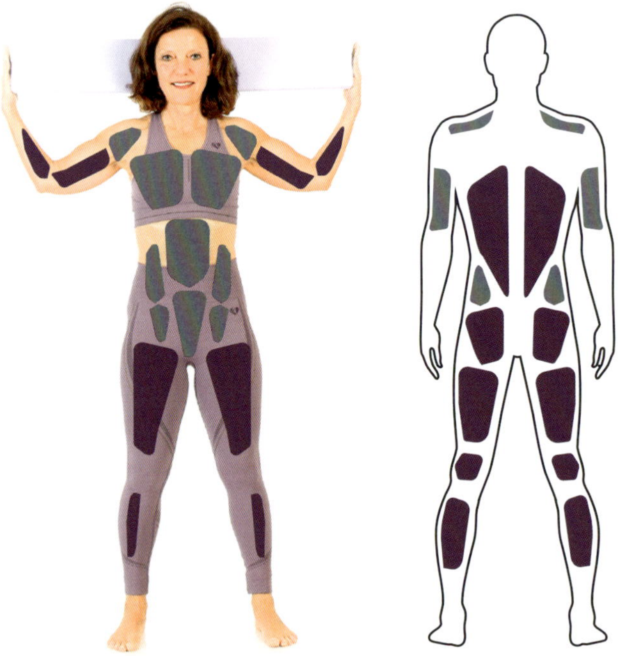

1. LIEGESTÜTZ MIT DEN HÄNDEN AUF DER HALBROLLE®

Beteiligte Muskulatur: Armstrecker (M. triceps brachii), der vordere Schultermuskel (Pars clavicularis), großer Brustmuskel (M. pectoralis major), Bauch-, Rücken-, Gesäß- und Beinmuskulatur. Rumpfstabilisation.

Ausgangsposition: Mit den Händen schulterschmal auf der Halbrolle® stützen, die Füße stehen hüftschmal auf dem Boden. Die Fersen abheben. Ganzkörperstabilisation aufbauen.

Übungsbeschreibung: EA: Die Ellbogen beugen. AA: Die Ellbogen wieder strecken.

Wichtig: Den kompletten Körper in der Schräge aufgerichtet „gestreckt" stabilisieren.

1

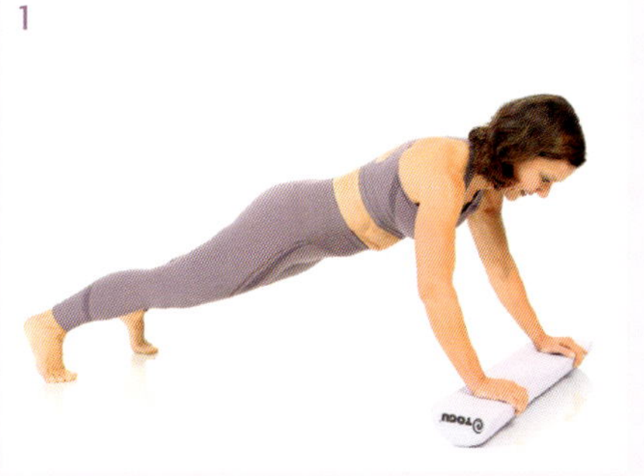

2

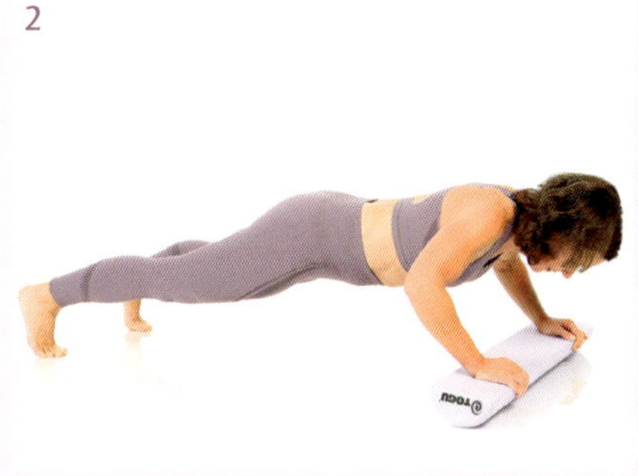

2. LIEGESTÜTZ MIT DEN HÄNDEN AUF DER HALBROLLE® UND MIT NUR EINEM BEIN

Beteiligte Muskulatur: Arm-, Schulter- und Brustmuskulatur. Bauch-, Rücken-, Gesäß- und Beinmuskulatur. Stabilisation und Kräftigung der Rumpfmuskulatur.

Ausgangsposition: Mit den Händen schulterschmal auf der Halbrolle® stützen, die Füße stehen hüftschmal auf dem Boden. Die Fersen abheben. Ganzkörperstabilisation aufbauen.

Übungsbeschreibung: Das rechte Bein nach hinten strecken. EA: Die Ellbogen beugen. AA: Sie wieder strecken.

Wichtig: Den kompletten Körper in der Schräge aufgerichtet „gestreckt" stabilisieren.

1

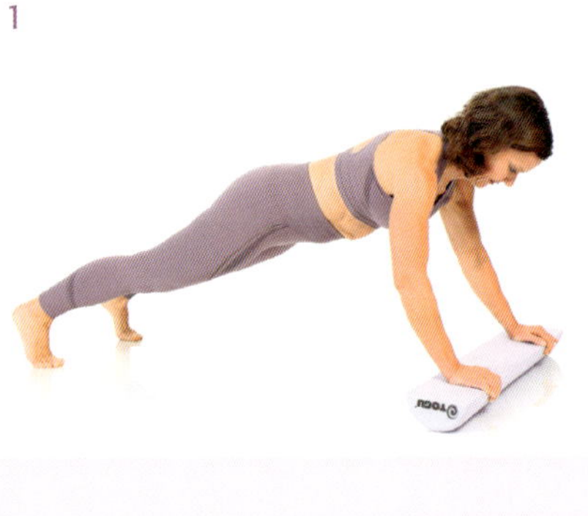

2

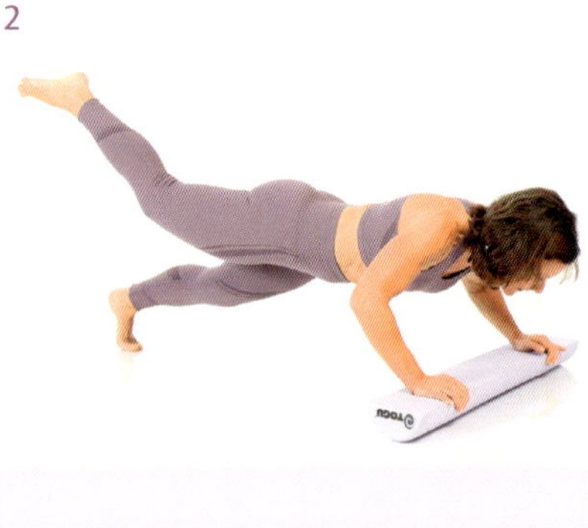

3. LIEGESTÜTZ MIT DEN FÜSSEN AUF DER HALBROLLE®

Beteiligte Muskulatur: Arm-, Schulter- und Brustmuskulatur. Bauch- und Rückenmuskulatur. Gesäß- und Beinmuskulatur. Stabilisation und Kräftigung der Rumpfmuskulatur.

Ausgangsposition: Mit den Füßen hüftschmal auf der Halbrolle® stützen, die Hände schulterschmal auf dem Boden aufsetzen. Ganzkörperstabilisation aufbauen.

Übungsbeschreibung: EA: Die Ellbogen beugen. AA: Sie wieder strecken.

Wichtig: Den kompletten Körper in der Schräge aufgerichtet „gestreckt" stabilisieren.

Variante 1: Nur auf einem Bein den Liegestütz ausführen (ohne Foto).

Variante 2: Die Arme im Unterarmstütz halten und die Position halten (ohne Foto).

1

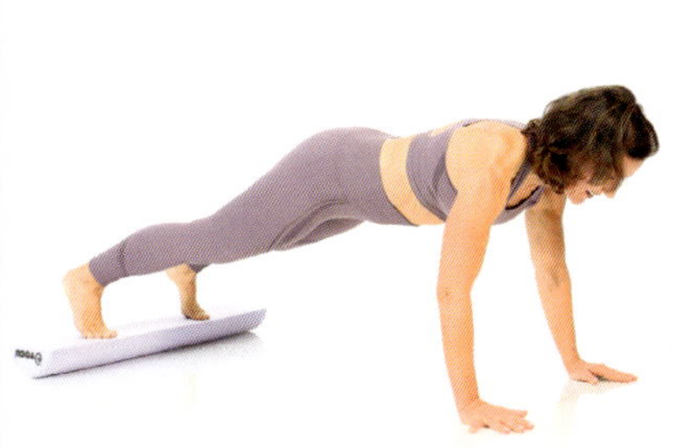

2

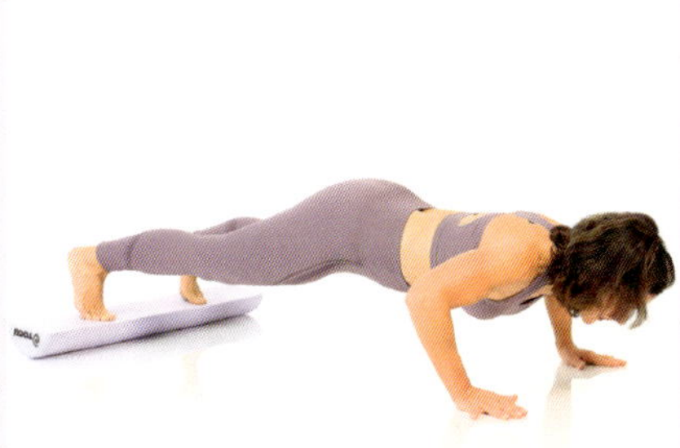

4. SEITLICHES KNIENDES BEINKREISEN AUF DER HALBROLLE®

Beteiligte Muskulatur: Alle Muskeln, Arme, Bauch, Rücken, Gesäß, Beine. Balance, Gleichgewicht, Koordination, Laterallinie, Rumpfstabilisation.

Ausgangsposition: Der Oberkörper wird mit dem rechten Arm gestützt. Der rechte Oberschenkel balanciert den Körper auf der Halbrolle® aus. Der linke Arm befindet sich seitlich neben dem Kopf und das linke Bein ist gestreckt.

Übungsbeschreibung: Den Rumpf stabilisieren und nun kleine Kreise mit dem Bein in der Luft beschreiben.

Variation: Nur die Position ausbalancieren und stabilisieren.

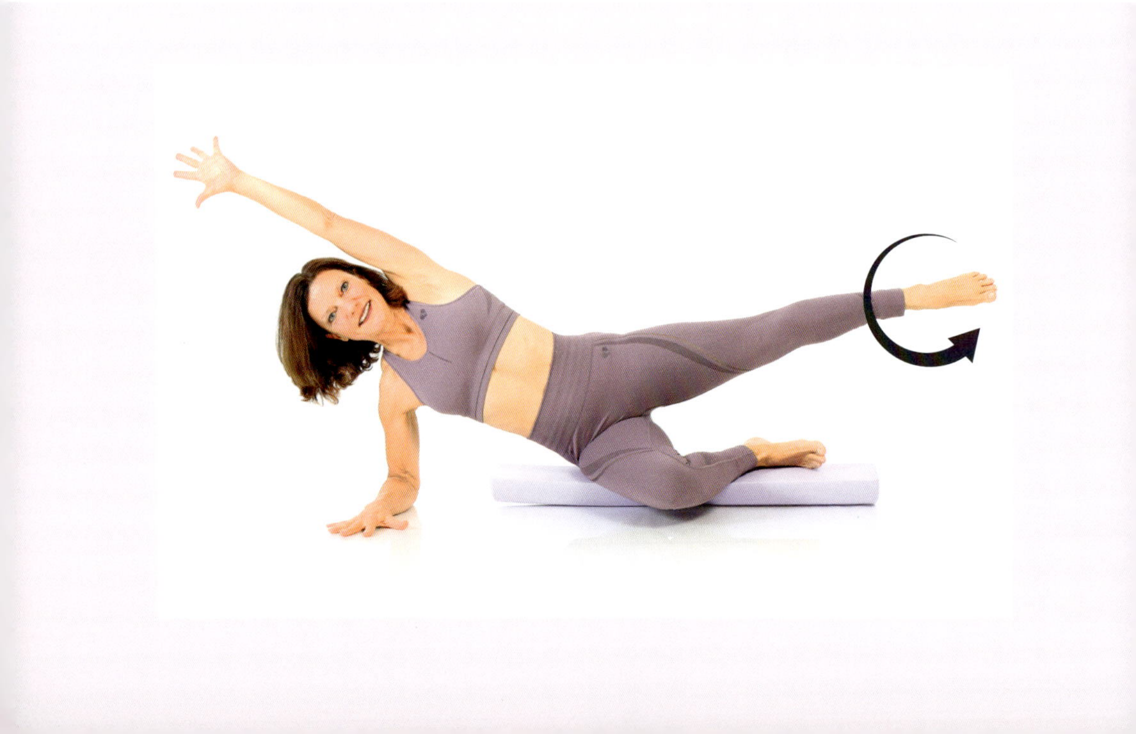

5. SEITSTÜTZ MIT BEINSPREIZEN AUF DER HALBROLLE®

Beteiligte Muskulatur: Alle Muskeln, Arme, Bauch, Rücken, Gesäß, Beine. Balance, Gleichgewicht, Koordination, Laterallinie, Rumpfstabilisation.

Ausgangsposition: Seitzstütz auf dem Unterarm rechts. Das untere rechte Bein ist auf der Halbrolle® gebeugt. Das obere linke Bein und der linke Arm sind gestreckt. Das Becken ist stabilisiert.

Übungsbeschreibung: Das obere linke Bein in Richtung Decke abspreizen.

1

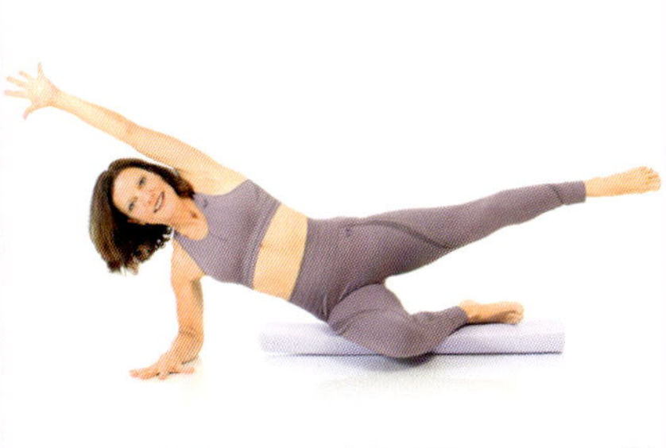

2

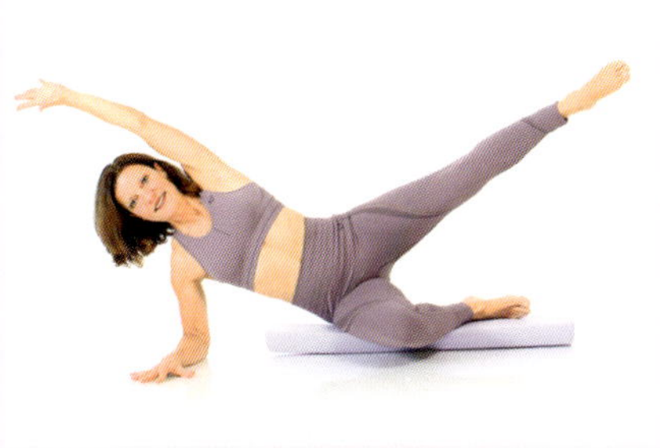

6. IM SEITSTÜTZ DAS BECKEN HEBEN UND SENKEN AUF DER HALBROLLE®

Beteiligte Muskulatur: Alle Muskeln, Arme, Bauch, Rücken, Gesäß, Beine. Balance, Gleichgewicht, Koordination, Laterallinie, Rumpfstabilisation.

Ausgangsposition: Seitzstütz auf dem Unterarm rechts. Das untere rechte Bein ist auf der Halbrolle® gebeugt. Das obere Bein ist gestreckt. Die linke Hand ist über den Kopf gestreckt. Die Handinnenfläche zeigt nach vorne.

Übungsbeschreibung: Das stabilisierte Becken heben und senken.

1

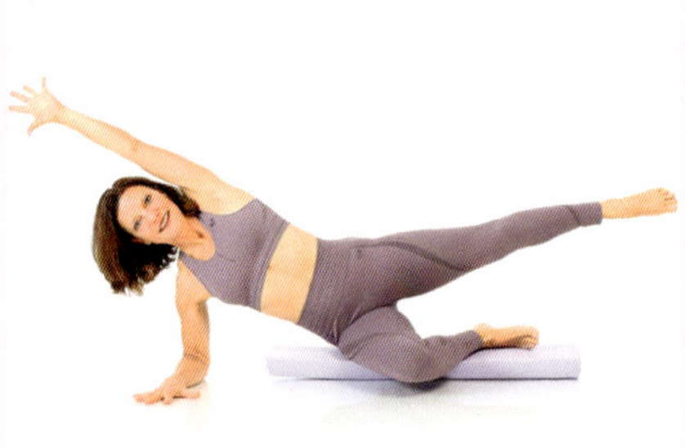

2

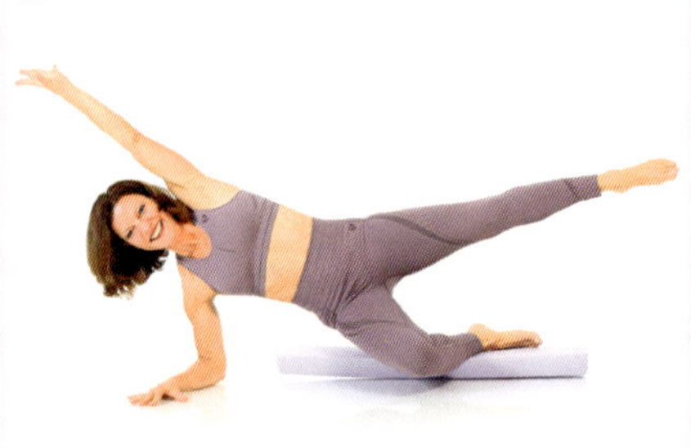

7. DIPS – DIE ARME BEUGEN UND STRECKEN IM STÜTZ RÜCKLINGS AUF DER HALBROLLE®

Beteiligte Muskulatur: Armrückseite (M. triceps brachii), Schultern und die Bauchmuskulatur. Rumpfstabilisation.

Ausgangsposition: Die Arme stützen hinter dem Körper auf der Halbrolle®. Die Beine sind gebeugt und hüftschmal aufgestellt. Die Fingerspitzen zeigen zum Gesäß.

Übungsbeschreibung: Die Ellbogen beugen und strecken. Dabei die Körperhaltung optimal stabilisieren.

1

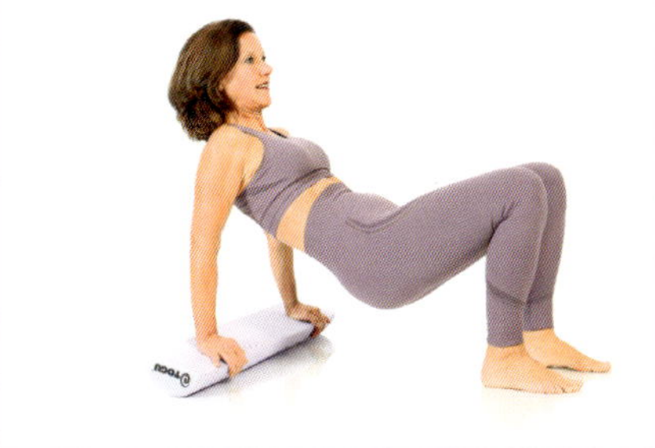

2

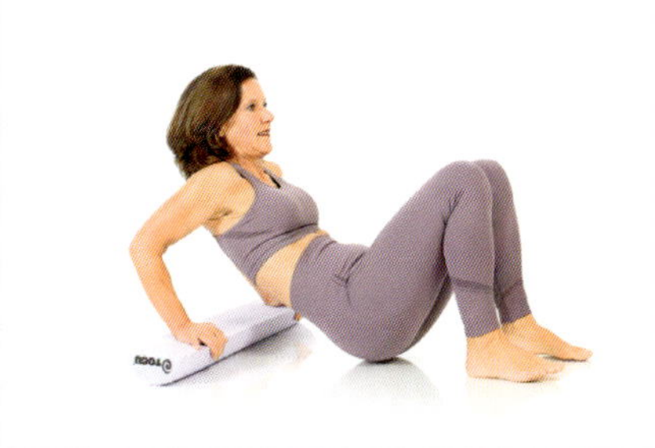

8. DIPS – AUF EINEM BEIN DIE ARME BEUGEN UND STRECKEN IM STÜTZ RÜCKLINGS AUF DER HALBROLLE®

Beteiligte Muskulatur: Armrückseite (M. triceps brachii), Schultern und die Bauchmuskulatur. Rumpfstabilisation.

Ausgangsposition: Die Arme stützen hinter dem Körper auf der Halbrolle®. Die Fingerspitzen zeigen zum Gesäß. Das rechte Bein ist gebeugt aufgestellt. Das linke Bein ist gestreckt, die Oberschenkel sind parallel zueinander.

Übungsbeschreibung: Die Ellbogen beugen und strecken. Die Körperhaltung optimal stabilisieren.

1

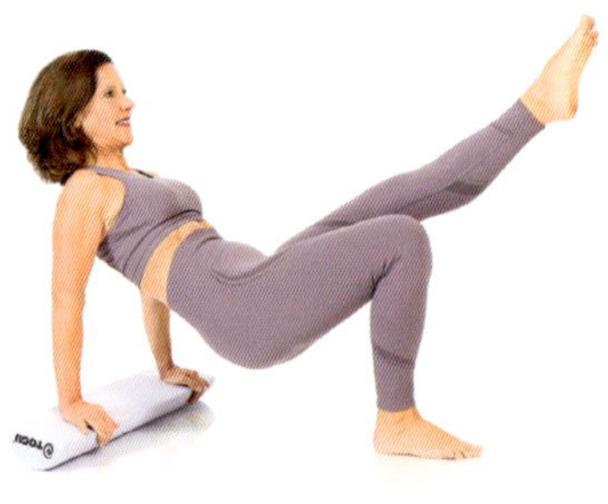

2

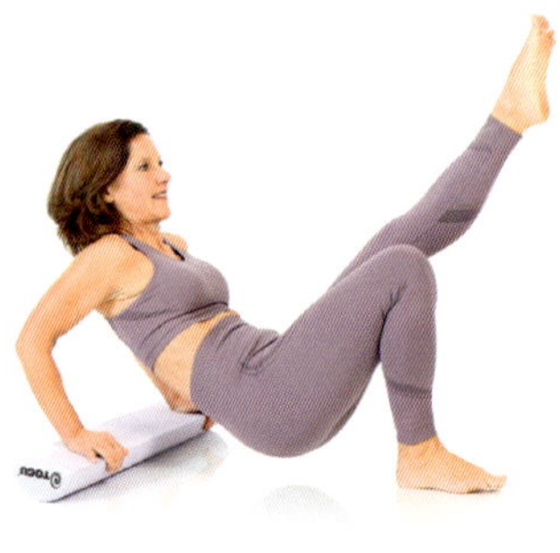

3

DEHNEN UND BEWEGLICH SEIN

In diesem Kapitel werden effektive Übungen mit der Halbrolle® zum Training der Dehnfähigkeit und Beweglichkeit dargestellt.

Die Dehnpositionen langsam einnehmen, langsam in den Dehnungszustand des Körpers hineingehen. Sich behutsam an die persönliche Dehngrenze herantasten.

Variante 1: Die Dehnposition wird so lange gehalten, bis man ein Nachlassen des Dehnwiderstandes verspürt, mindestens 20 bis etwa 60 Sekunden halten und am Grenzpunkt, wie beschrieben, „spielen". Jede Dehnübung bzw. Körperseite 1-3-mal dehnen.

Variante 2: Die Dehn- und Beweglichkeitsübungen mehrmals hintereinander, 5-8-10-mal, fließend, entspannt, aufmerksam, der individuellen Bewegungsamplitude entsprechend und erweiternd ausführen.

Atmung: Den Atem ruhig, kontrolliert, rhythmisch fließen lassen. In den Bereich der größten Spannung ausatmen. Mit jeder Ausatmung innerlich bewusst noch mehr in diesem Bereich loslassen, sich innerlich „sinken" lassen.

Am Grenzpunkt „spielen"

An der individuellen Dehngrenze (Grenzpunkt der Dehnung) „spielen". Dies bedeutet, behutsam ein wenig mehr in die Dehnung schieben und wieder nachgeben. Eine Bewegung von außen wird dadurch kaum sichtbar. Dadurch wirkt sich die Dehnung weniger statisch auf den Körper aus und wird effektiver.

Intensiv bewusst spüren und in die Dehnung hineinfühlen. Das Spannungsgefühl sollte nach einigen Sekunden nachlassen. Ist dies nicht der Fall, ist man zu weit gegangen.

An dieser Stelle ein kurzes Wort zu dem wichtigen Thema Faszien! Regelmäßiges Dehnen eignet sich hervorragend für die Faszien. Geschmeidige Faszien, die optimal Kraft übertragen bzw. speichern, Spannung halten und sich dehnen können, sind die Voraussetzung für einen funktionellen Bewegungsablauf. Hier hat es sich bewährt, am Grenzpunkt der Dehnung sanft und einfühlsam die Dehnung mehr oder ein ganz klein wenig zu verstärken und wieder zu lösen, also am individuellen Grenzpunkt zu „spielen".

Generell mögen Faszien Bewegungen wie Schwingen, Federn, Dehnen, Druck und Zug.

3.1 DAS DEHNPROGRAMM

1. SCHWINGEN

Beteiligte Muskulatur: Alle Muskeln. Die Übung fördert die Beweglichkeit (Mobilisation) des Schultergelenks und der Brustwirbelsäule.

Ausgangsposition: Grundposition im Stand. Die Halbrolle® mit beiden Händen halten.

Übungsbeschreibung: Im Wechsel von rechts oben hinten über die Mitte nach links oben hinten schwingen. Dabei so weit wie möglich in die Ganzkörperstreckung nach hinten oben rotieren. Den unteren Rücken und die Beine stabilisieren. Den „Bauchnabel stehen lassen".

Variante 1: Zusätzlich auf die Fußballen gehen (ohne Foto).

1 2 3 4

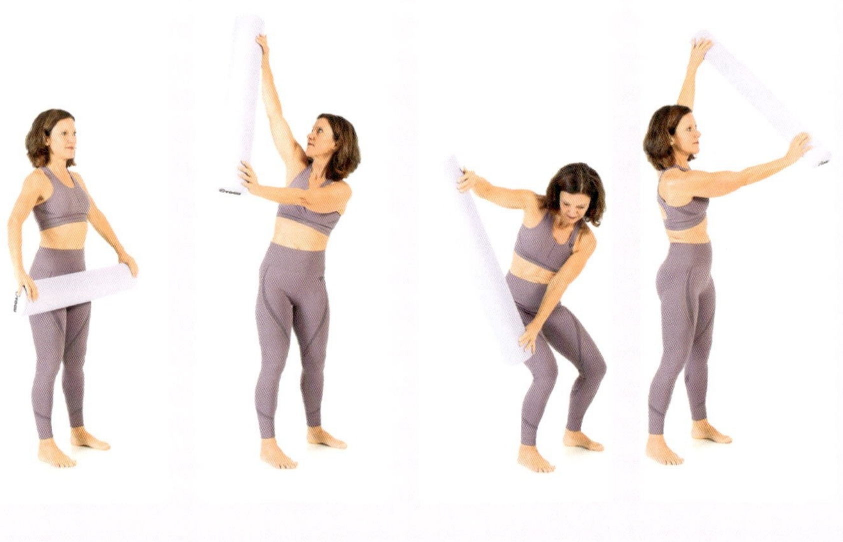

2. IN DEN NACKEN ZIEHEN

Beteiligte Muskulatur: Die Übung fördert die Beweglichkeit (Mobilisation) des Schultergelenks, Dehnung der Brustmuskulatur.

Ausgangsposition: Grundhaltung im Stand. Fersen, Rücken und Hinterkopf sind auf einer Linie ausgerichtet. Beide Hände halten die Halbrolle®. Die Arme sind seitlich neben dem Kopf nach oben gestreckt.

Übungsbeschreibung: AA: Die Arme beugen. Die Halbrolle® in den Nacken ziehen. EA: Die Arme über den Kopf strecken. Die Halbrolle® über den Kopf führen.

Wichtig: Das Krafthaus leicht aktivieren.

1

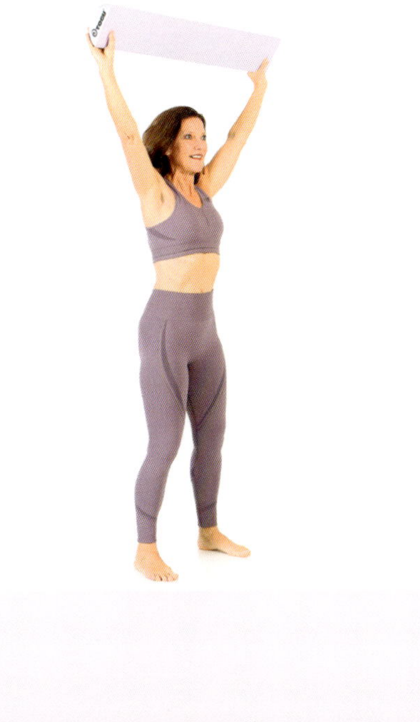

2

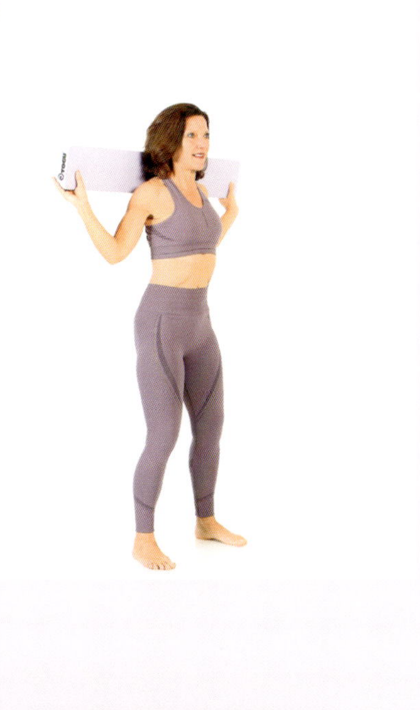

3. FLIEGER FRONTAL

Beteiligte Muskulatur: Schultergürtel, Rumpf vorne/hinten, Mobilisation der Schultern. Dehnung der Brustmuskulatur.

Ausgangsposition: Grundhaltung im Stand. Fersen, Rücken und Hinterkopf sind auf einer Linie ausgerichtet. Beide Hände halten die Halbrolle®.

Übungsbeschreibung: EA: Die Halbrolle® mit gestreckten Armen über den Kopf führen. AA: Wieder nach unten in die Ausgangsposition kommen.

Wichtig: Das Krafthaus leicht aktivieren.

1

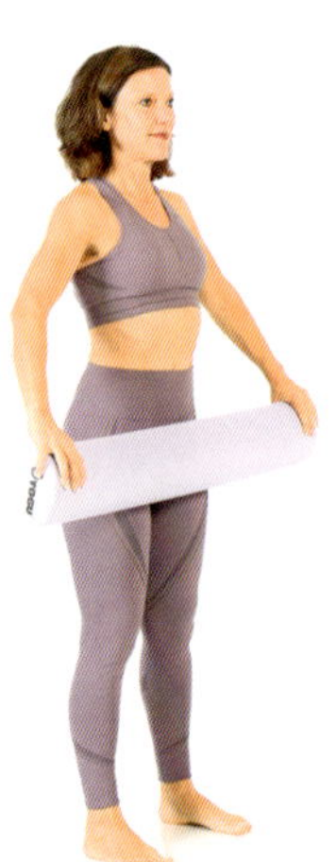

2

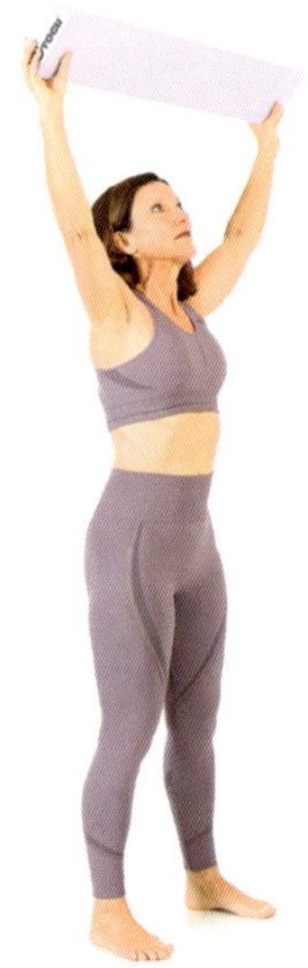

4. FLIEGER FRONTAL UND DIE ARME BEUGEN

Beteiligte Muskulatur: Schultergürtel, Rumpf vorne/hinten, Mobilisation der Schultern. Dehnung der Brustmuskulatur.

Ausgangsposition: Grundhaltung im Stand. Fersen, Rücken und Hinterkopf sind auf einer Linie ausgerichtet. Beide Hände halten die Halbrolle®.

Übungsbeschreibung: EA: Die Halbrolle® mit gestreckten Armen über den Kopf führen. AA: Die Ellbogen beugen, dabei die Halbrolle® so weit wie möglich in den Nacken ziehen. EA: Die Arme strecken. AA: Wieder nach unten in die Ausgangsposition kommen.

Variante 1: Die Arme über Kopf beugen und strecken, dabei die Halbrolle® in den Nacken ziehen und dann erst zur Ausgangsposition zurückkommen.

Wichtig: Das Krafthaus leicht aktivieren.

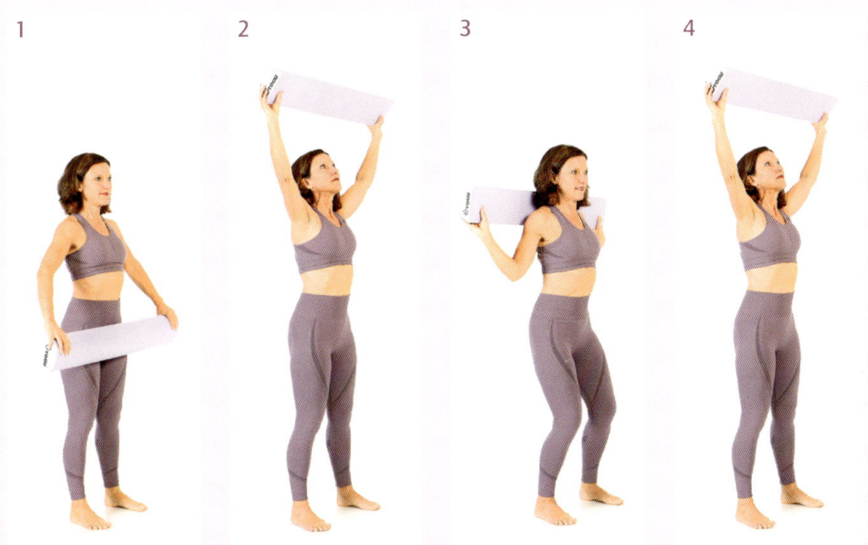

5. RUDERN IM STEHEN MIT DER HALBROLLE®

Beteiligte Muskulatur: Alle Muskeln. Die Übung fördert die Beweglichkeit (Mobilisation) des Schultergelenks und der Brustwirbelsäule.

Ausgangsposition: Grundposition im Stand. Die Halbrolle® mit beiden Händen halten. Die Daumen sind an der geraden Seite, die Zeigefinger bis zu den kleinen Fingern an der halbrunden Seite: halb offener Klammergriff (siehe Seite 25).

Übungsbeschreibung: Im Wechsel rechts und links seitlich neben dem Körper mit der Halbrolle® senkrecht nach unten in Richtung Boden wie mit einem Paddel „einstechen". Die Knie dabei beugen. Die Bewegung weiter nach hinten oben in die Armstreckung führen, die Beine dabei strecken. Dabei den Oberkörper so weit wie möglich nach hinten rotieren und den oberen Arm so weit wie möglich strecken. Diese Oberkörperhaltung und den unteren Rücken stabilisieren und zur anderen Seite wechseln.

Variante 1: Zusätzlich auf die Fußballen gehen (ohne Foto).

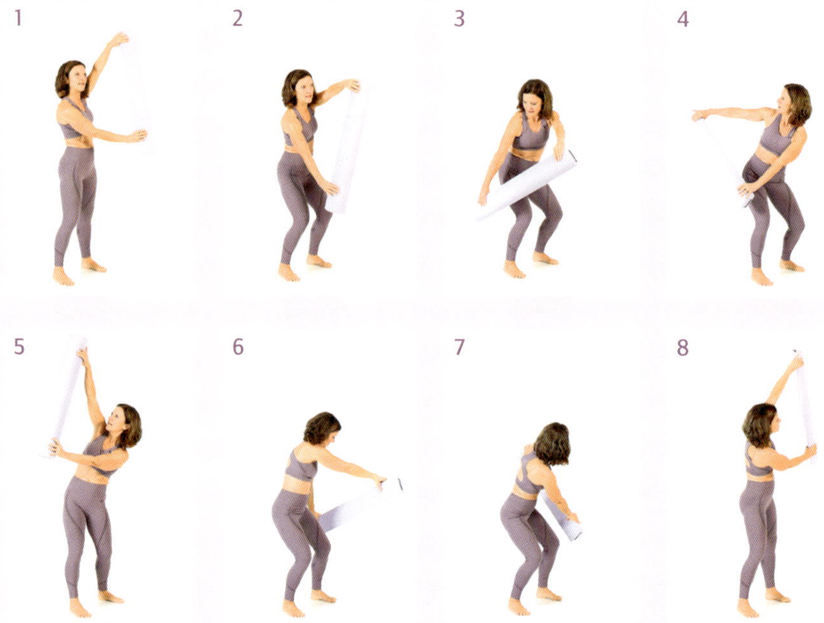

6. DAS BRUSTBEIN SPANNEN

Beteiligte Muskulatur: Dehnen der Brust- und Schultergürtelmuskulatur und der Muskulatur der Oberschenkelrückseite. Mobilisation der Hals-, Schulter-Arm-Region. Einklemmungen von Nerven (Impingement) und Gefäßen können gelöst werden.

Ausgangsposition: Stand. Die Arme ohne Gewicht gestreckt auf der Halbrolle® ablegen. Der Rücken ist gestreckt. Die Knie sind gebeugt.

Übungsbeschreibung: Das Brustbein zum Boden spannen – mit der Ausatmung innerlich bewusst loslassen. Am Endpunkt „spielen".

Variante: Die Knie sanft strecken (ohne Foto).

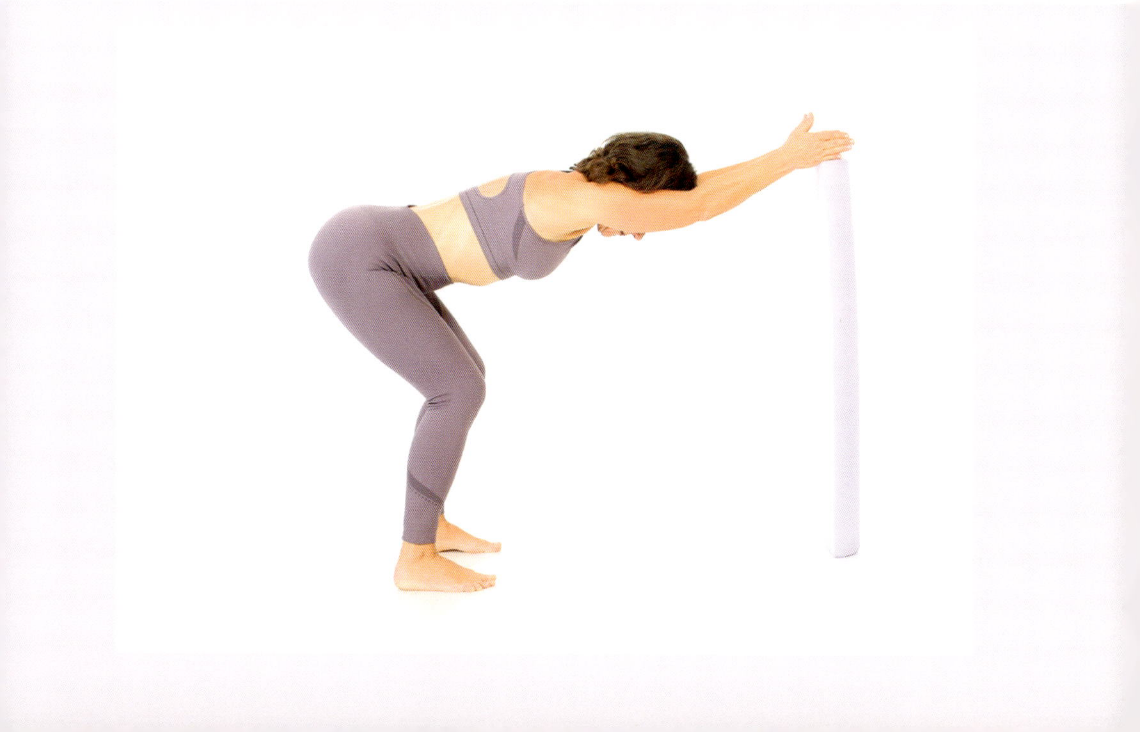

7. „V"-DEHNUNG IM VIERFÜSSLERSTAND

Beteiligte Muskulatur: Dehnung der Brust- und Schultergürtelmuskulatur.

Ausgangsposition: Kniend auf der Halbrolle®. Beide Hände in einem weiten „V" mehr als schulterbreit vor dem Körper ablegen.

Übungsbeschreibung: Mit dem Gesäß nach hinten spannen, als wollte man sich auf die Fersen setzen. Dabei das Brustbein in Richtung Boden schieben. Die Hände eventuell nochmals weiter auseinander aufsetzen. Mit der Ausatmung bewusst innerlich loslassen. Am Endpunkt „spielen".

1

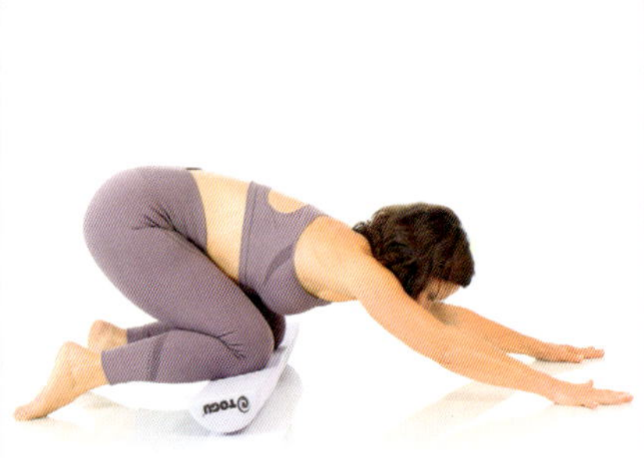

2

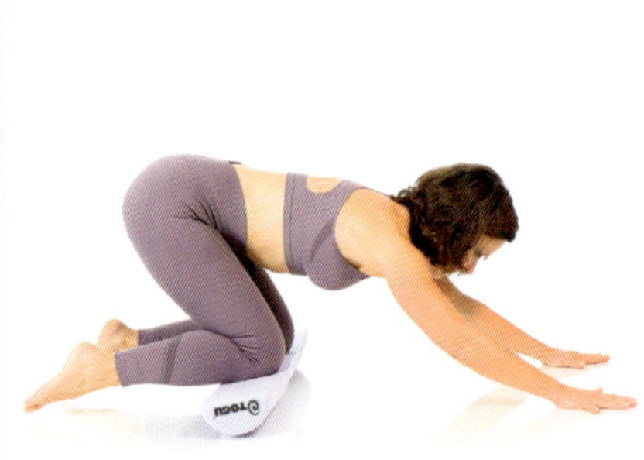

8. DIE SCHULTERN NACH HINTEN BEUGEN

Beteiligte Muskulatur: Mobilisation der Schultern, Dehnung der Brustmuskulatur und der Armbeuger.

Ausgangsposition: Die gestreckten Arme rücklings auf der aufgestellten Halbrolle® ablegen.

Übungsbeschreibung: Mit gestrecktem Rücken die Knie langsam so weit beugen, bis das Bewegungsmaximum erreicht ist. Es darf ziehen, aber nicht schmerzen. Die Schultern optimal nach hinten bewegen.

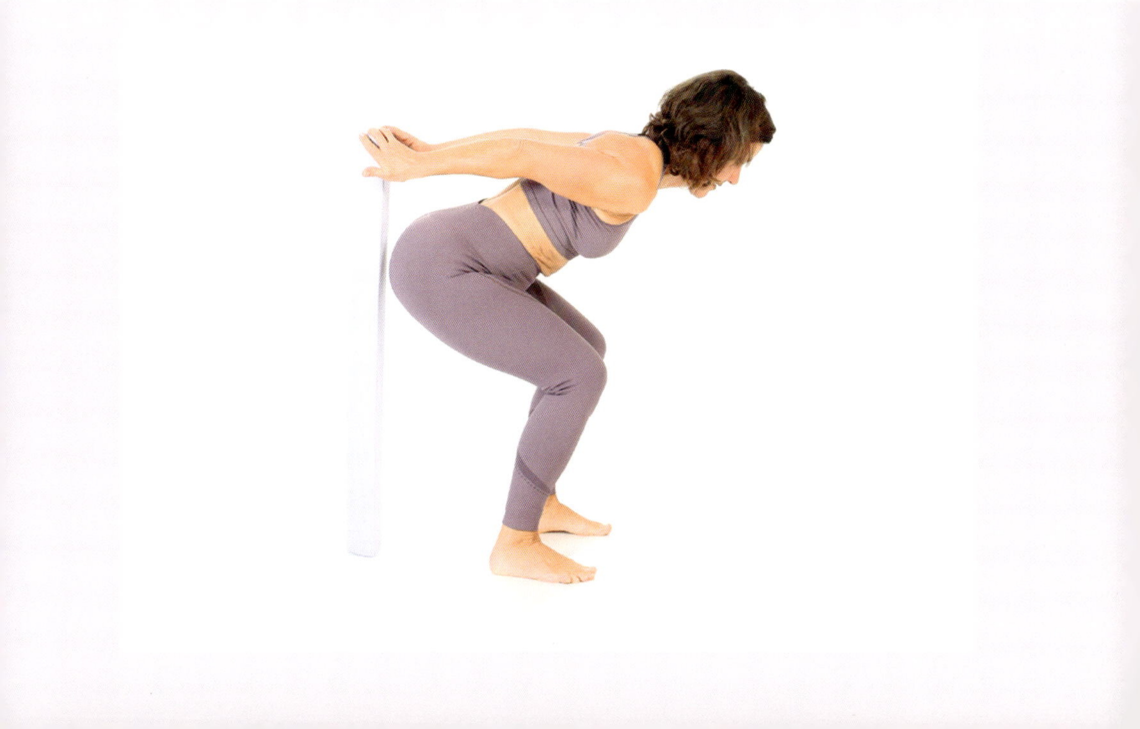

9. HALBROLLE® LÖSEN

Beteiligte Muskulatur: Mobilisation der Schultern, Dehnung der Brustmuskulatur, Lösen von Blockaden.

Ausgangsposition: Stand. Die Knie sind locker gebeugt. Die Halbrolle® mit gestreckten Armen hinter dem Körper tief halten.

Übungsbeschreibung: AA: Die Halbrolle® nach hinten vom Körper lösen. EA: Die Halbrolle® wieder zum Körper heranführen.

Variante 1: Die Halbrolle® hinter dem Körper nach links und rechts bewegen (ohne Foto).

Variante 2: Die Schultern kreisend nach hinten und vorne bewegen (ohne Foto).

1 2 3

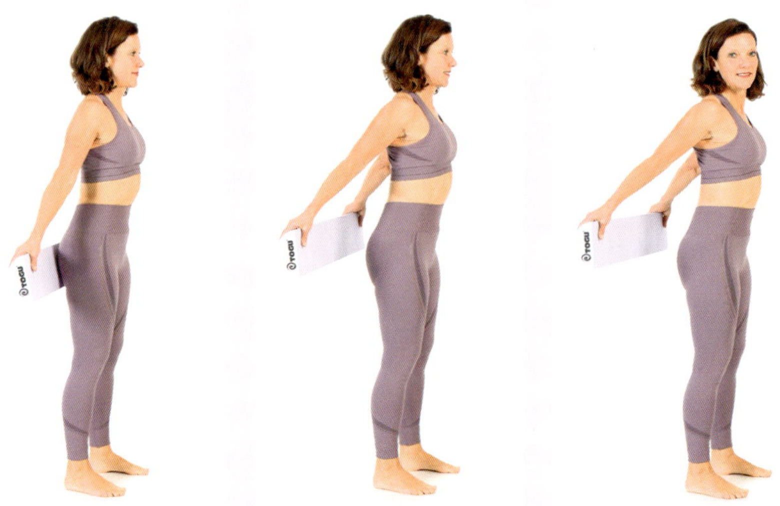

10. HALBROLLE® EINGEKLEMMT

Beteiligte Muskulatur: Mobilisation der Schultern, Dehnung der Brustmuskulatur, Lösen von Blockaden.

Ausgangsposition: Aufrechter Stand. Die Knie sind locker gebeugt. Die Halbrolle® ist zwischen den gestreckten Armen und dem Rücken möglichst weit oben eingeklemmt.

Übungsbeschreibung: AA: Die Arme in die Außenrotation spannen. Die Hände dabei auffächern und die Daumen nach hinten oben spannen. EA: Die Spannung etwas lösen.

Variante 1: Die Arme hinter dem Körper nach links und rechts schieben (ohne Foto).

Variante 2: Die Schultern kreisend nach hinten und vorne bewegen (ohne Foto).

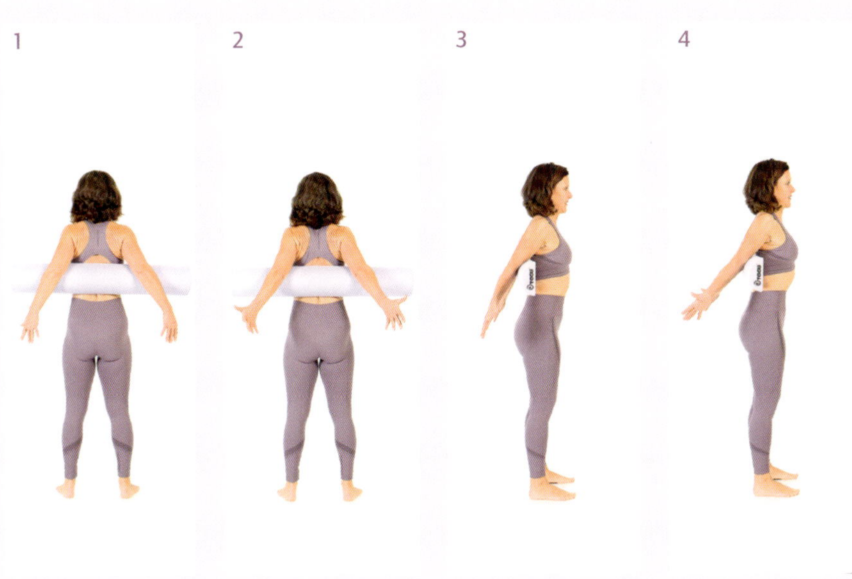

11. TWIST

Beteiligte Muskulatur: Der obere Rücken und die Schultern. Die Übung fördert die Mobilisation der Brustwirbelsäule bei gleichzeitiger Stabilisation der Lendenwirbelsäule. Dehnung der Spirallinie.

Ausgangsposition: Stabiler Stand. Die Knie sind hüftschmal leicht gebeugt. Mit gebeugten Armen die Halbrolle® hinter dem Hinterkopf halten. Der Kopf ist in Verlängerung der Wirbelsäule. Die Lendenwirbelsäule und das Becken stabilisieren, das Krafthaus aktivieren.

Übungsbeschreibung: AA: In der Brustwirbelsäule sanft so weit wie möglich den Oberkörper zur Seite nach hinten öffnen, dabei aufdrehen und mitdrehen. Versuchen, den „Bauchnabel stehen zu lassen“, Twistbewegung. EA: Zurück zur Ausgangsposition kommen.

Fließend im Seitenwechsel üben. Die Übung sehr geschmeidig ohne große Kraftanstrengung ausführen.

1 2 3 4

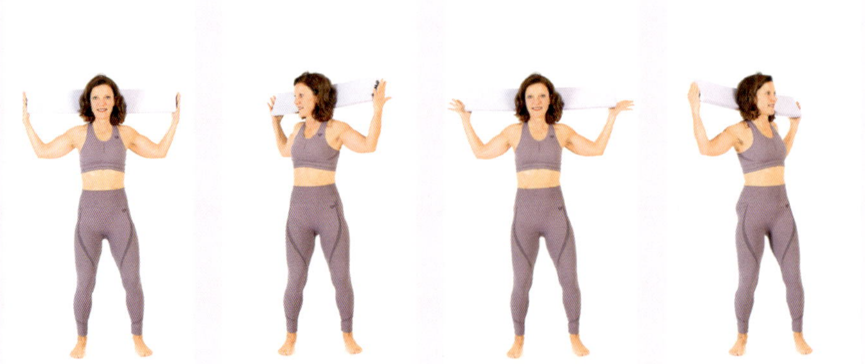

Variation: Mit beiden Händen die Halbrolle® quer vor dem Brustkorb wie ein Tablett mit geöffneten Händen halten.

Variation

1

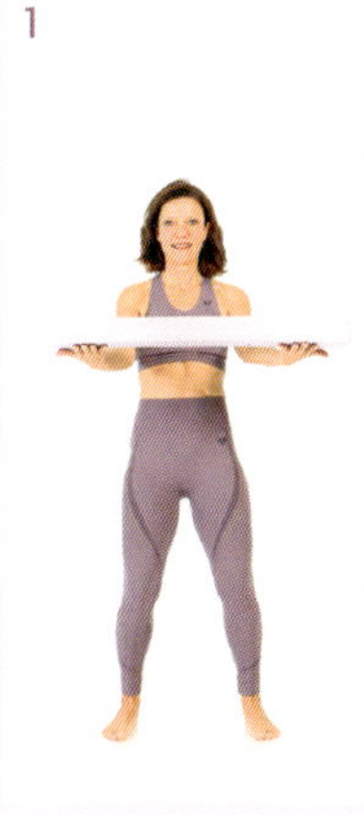

2

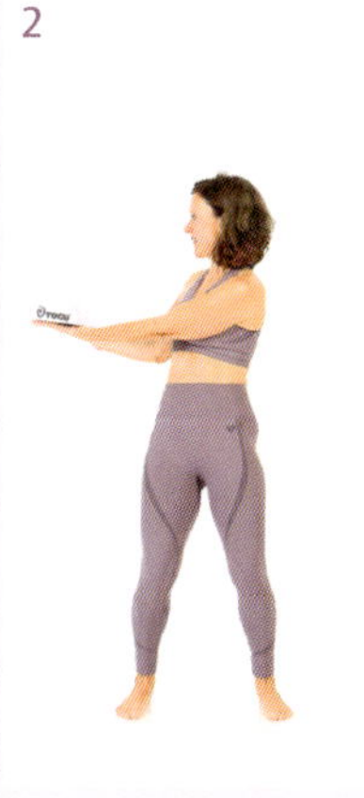

3

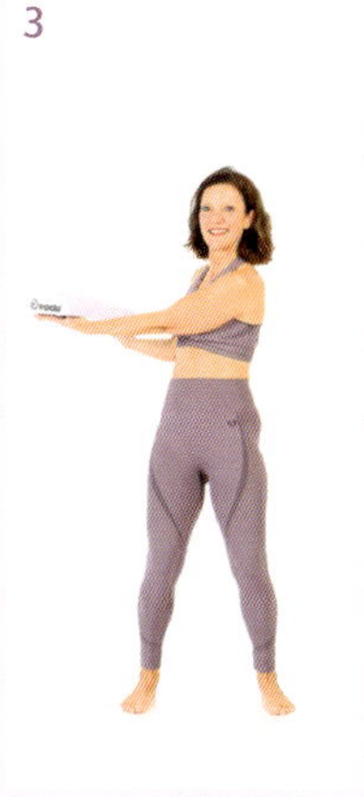

4

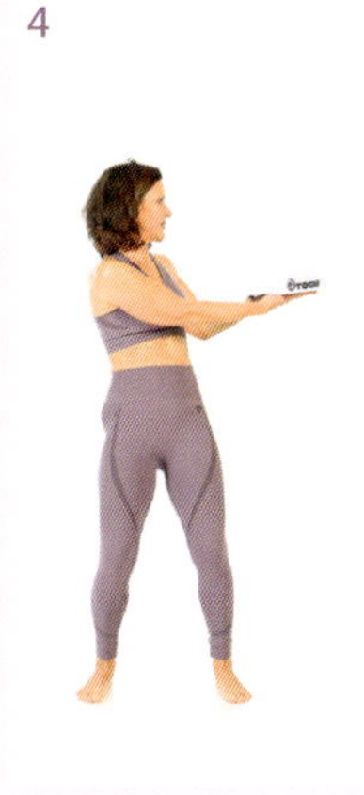

12. TWIST GESTRECKT

Beteiligte Muskulatur: Der obere Rücken und die Schultern. Die Übung fördert die Mobilisation der Brustwirbelsäule bei gleichzeitiger Stabilisation der Lendenwirbelsäule. Dehnung der Spirallinie.

Ausgangsposition: Stabiler Stand. Die Knie sind hüftschmal leicht gebeugt. Mit gestreckten Armen die Halbrolle® über dem Kopf halten. Die Schulterblätter nach hinten unten spannen. Der Kopf ist in Verlängerung der Wirbelsäule. Die Lendenwirbelsäule und das Becken stabilisieren, das Krafthaus aktivieren.

Übungsbeschreibung: AA: In der Brustwirbelsäule sanft so weit wie möglich den Oberkörper nach hinten öffnen, dabei aufdrehen und mitdrehen. Versuchen, den „Bauchnabel stehen zu lassen", Twistbewegung. EA: Zurück zur Ausgangsposition kommen.

Fließend über die Mitte im Seitenwechsel üben. Die Übung sehr geschmeidig ohne große Kraftanstrengung ausführen.

1

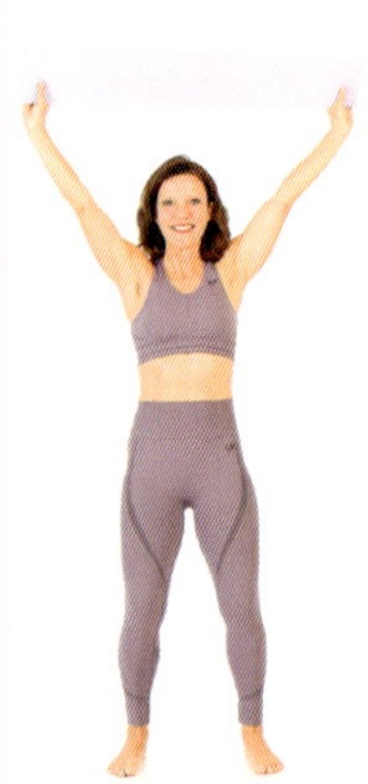

2

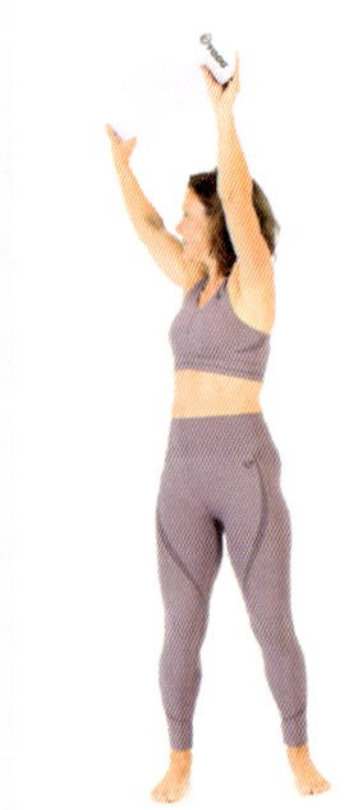

3

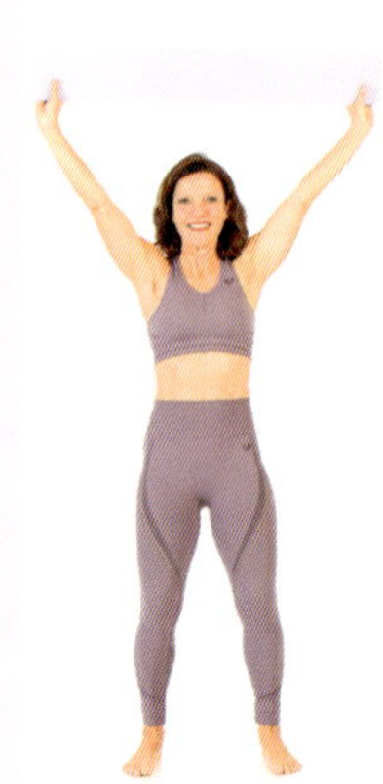

4

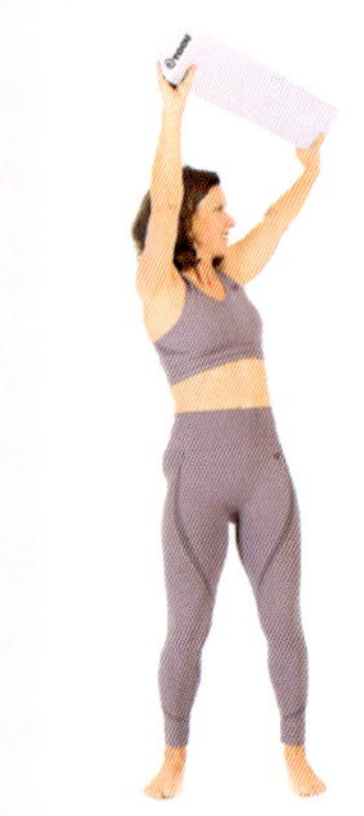

Variation: Die Beine sind gestreckt. Den Körper nach rechts und links „aufschrauben".

Variation

1

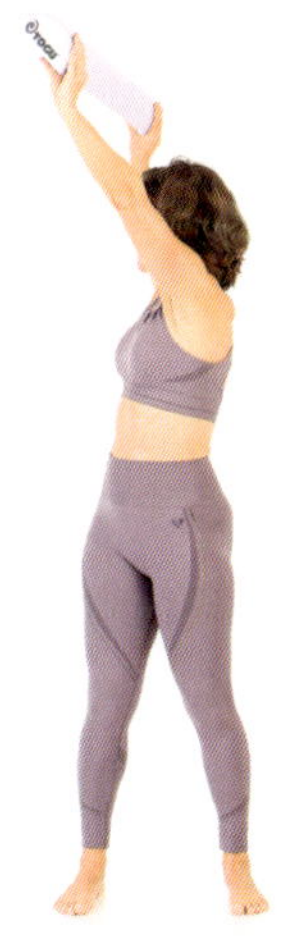

2

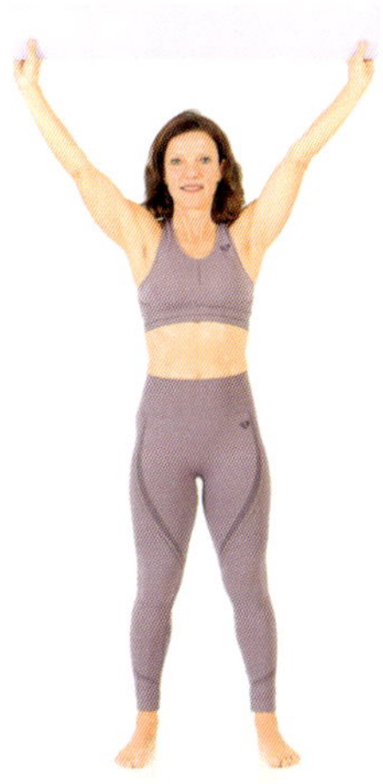

3

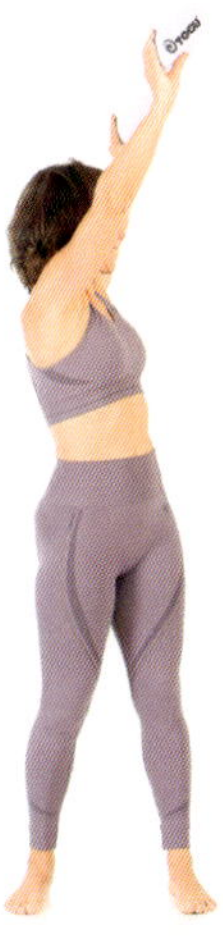

13. FLANKENDREHUNG

Beteiligte Muskulatur: Dehnung der Laterallinie.

Ausgangsposition: Aufrechter Stand, hüftschmal. Die Arme sind mit der Halbrolle® über den Kopf gestreckt.

Übungsbeschreibung: AA: Sich langsam nach rechts in die seitliche Dehnung bewegen. EA: Zur Mitte zurückkommen. AA: Sich langsam nach links in die Dehnung bewegen. Stellen Sie sich vor, Sie stehen mit dem Rücken an einer Wand und bleiben frontal geöffnet, ohne sich wegzudrehen.

1

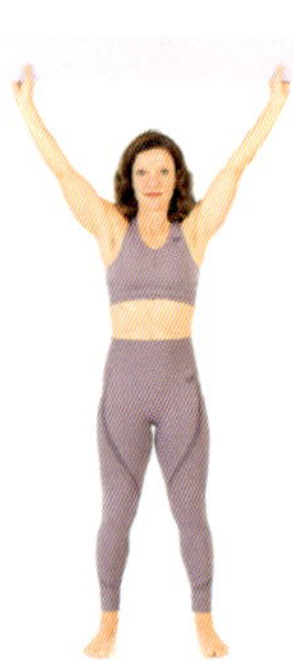

2

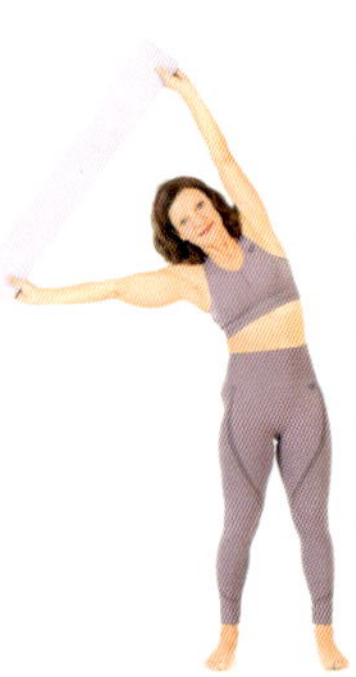

3

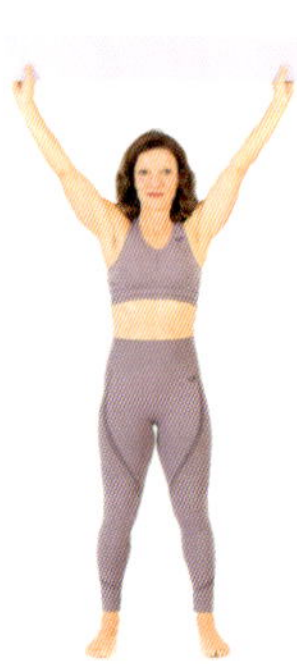

4

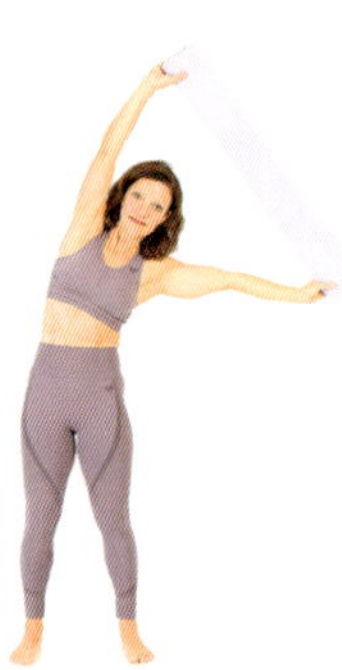

14. DIE SCHULTERN SINKEN LASSEN

Beteiligte Muskulatur: Dehnung der Brust- und Schultergürtelmuskulatur. Mobilisation der Schultern. Entspannung.

Ausgangsposition: Rückenlage auf der Halbrolle®. Die Arme in Schulterhöhe ausbreiten und ablegen. Die Handinnenflächen sind nach oben geöffnet. Die Beine sind gebeugt und die Fersen aufgestellt.

Übungsbeschreibung: AA: Die Schultern etwas nach hinten unten spannen und bewusst sinken lassen. EA: Lösen.

1

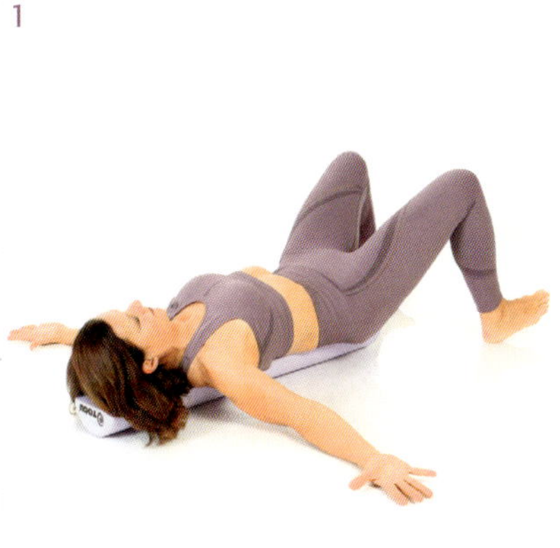

2

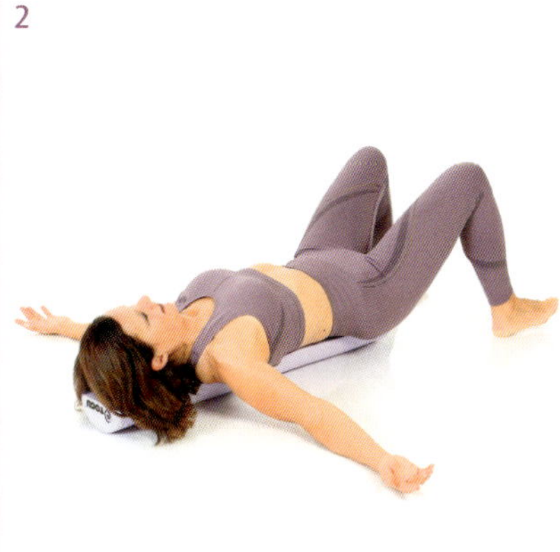

15. BRÜCKENDEHNUNG

Beteiligte Muskulatur: Dehnung der Bauch-, Brust- und Schultergürtelmuskulatur. Mobilisation der Schultern. Entspannung.

Ausgangsposition: Rückenlage über der Halbrolle® (Brücke). Die Halbrolle® befindet sich quer unter der Brustwirbelsäule. Der Kopf liegt auf dem Boden ab. Die gestreckten Arme seitlich neben dem Kopf nach oben gestreckt ablegen. Die Handinnenflächen sind nach oben geöffnet. Die Beine sind locker gestreckt.

Übungsbeschreibung: AA: Sich bewusst sinken lassen. EA: Leicht in die Streckung spannen.

1

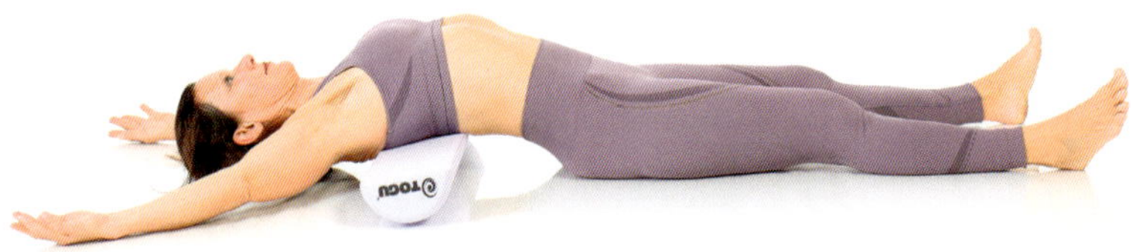

2

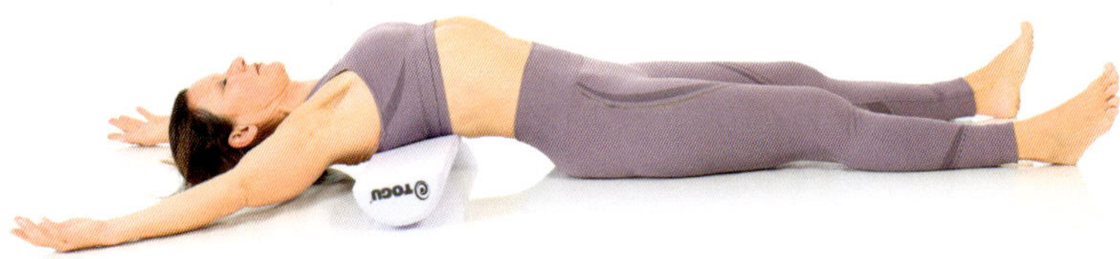

16. ABTAUCHEN

Beteiligte Muskulatur: Dehnung des oberen Rückens und des Nackens. Entspannung.

Ausgangsposition: Bauchlage vom Schambein bis zum Brustbein auf der Halbrolle®. Die Stirn liegt sanft auf der Matte. Die Beine sind locker gestreckt, die Füße sind aufgestellt. Die gestreckten Arme seitlich in Schulterhöhe ablegen. Die Handinnenflächen am Boden sind geöffnet.

Übungsbeschreibung: Sich mit jeder AA bewusst innerlich sinken lassen.

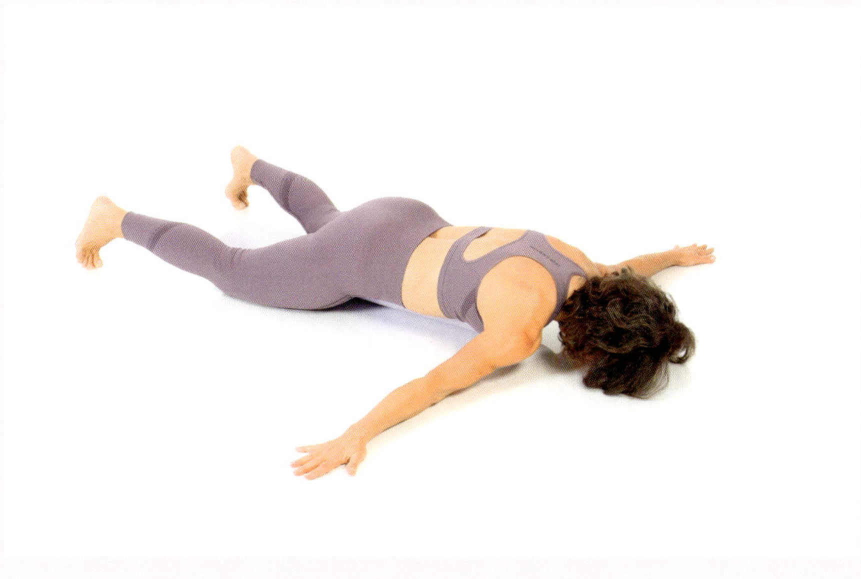

17. ROLLENDER RÜCKEN AUF DER HALBROLLE®

Beteiligte Muskulatur: Die Übung stärkt den Beckenboden und fördert die Mobilisation der Wirbelsäule.

Ausgangsposition: Sitz auf der Halbrolle®, der Rücken ist entspannt. Die Hände sind um die gebeugten Knie gelegt. Die Füße sind nah an der Halbrolle® aufgestellt.

Übungsbeschreibung: EA: Wirbel für Wirbel nach oben in die Streckung „rollen" – langer Rücken. Den Kopf in Verlängerung der Wirbelsäule halten. AA: Wirbel für Wirbel nach hinten unten in die Ausgangsposition „zurückrollen".

1

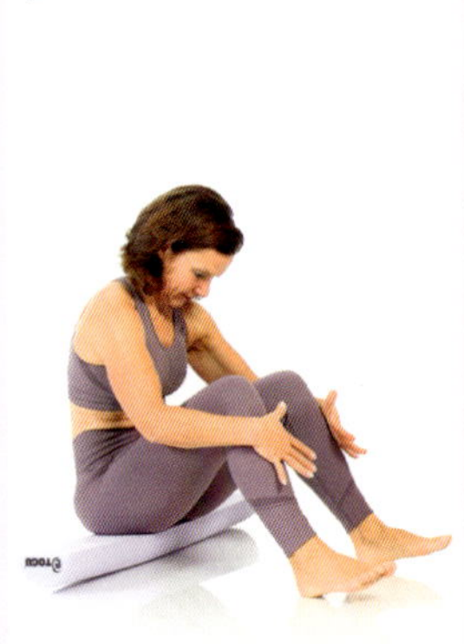

2

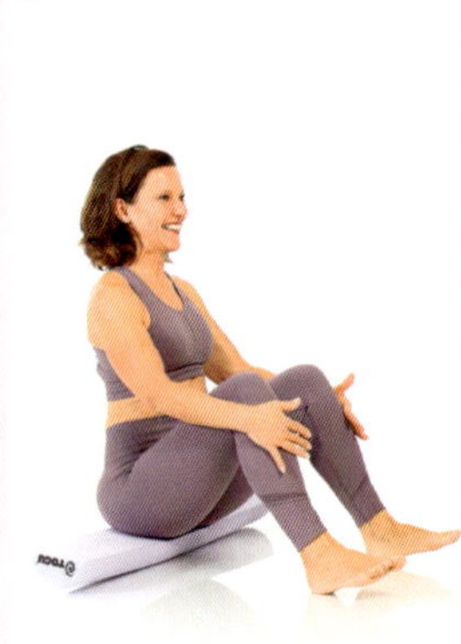

3

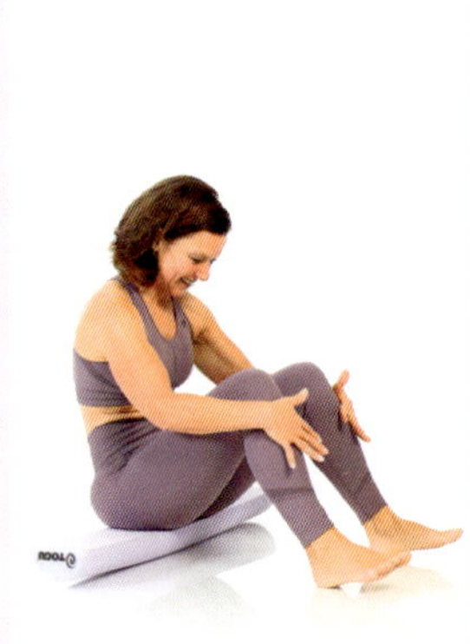

18. PÄCKCHENHALTUNG

Beteiligte Muskulatur: Dehnung der Rückenmuskulatur, speziell des unteren Rückens. Entspannung.

Ausgangsposition: Rückenlage. Die Hände umschließen die Knie der angehobenen Beine. Die Halbrolle® liegt quer unter dem Kreuz-Darmbein-Gelenk.

Übungsbeschreibung: AA: Beide Knie mit den Händen zum Oberkörper heranziehen. EA: Wieder lösen.

1

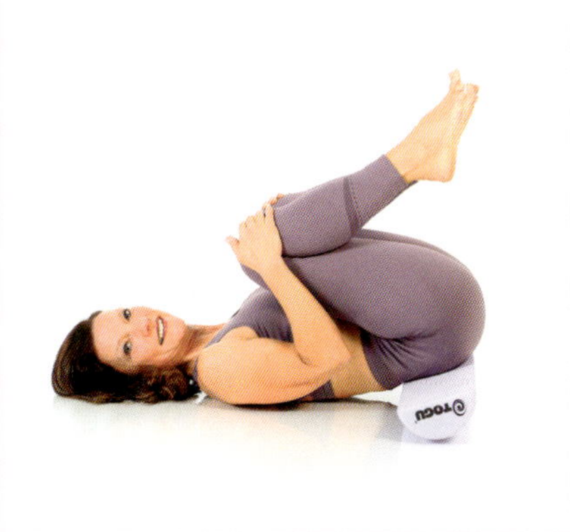

2

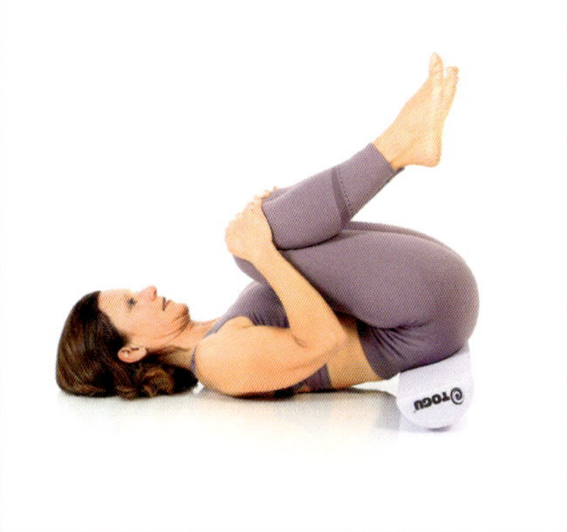

19. DEN KOPF ROLLEN UND ENTSPANNEN

Beteiligte Muskulatur: Mobilisation der Halswirbelsäule. Release der Nackenfaszie. Entspannung.

Ausgangsposition: Rückenlage. Die Halbrolle® liegt unter dem Nacken, der Hinterkopf liegt auf der Halbrolle®.

Übungsbeschreibung: AA: Das Kinn von rechts nach links kippen bzw. den Kopf von rechts nach links langsam und gleichmäßig rollen. Den Atem ruhig und gleichmäßig fließen lassen.

1

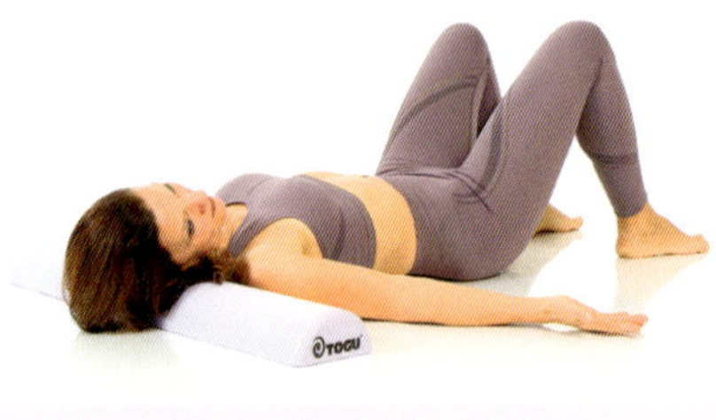

2

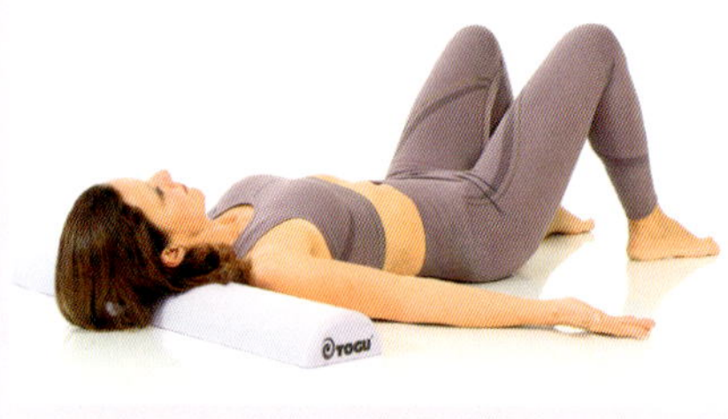

3

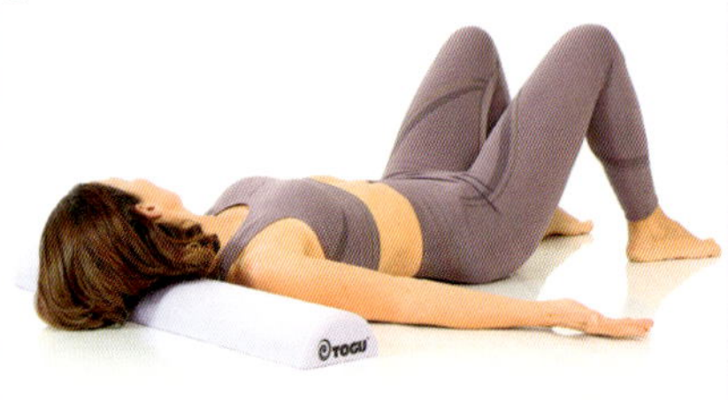

20. DEN OBERKÖRPER STRECKEN

Beteiligte Muskulatur: Mobilisation der Schultern. Dehnung der Brust- und Bauchmuskulatur. Entspannung.

Ausgangsposition: Rückenlage. Die Halbrolle® liegt unter dem Nacken, der Hinterkopf liegt auf der Halbrolle®. Die Arme liegen neben dem Körper und die Handinnenflächen zeigen nach oben.

Übungsbeschreibung: AA: Die Arme über den Kopf und die Hände zum Boden führen. EA: Zur Ausgangsposition kommen.

1

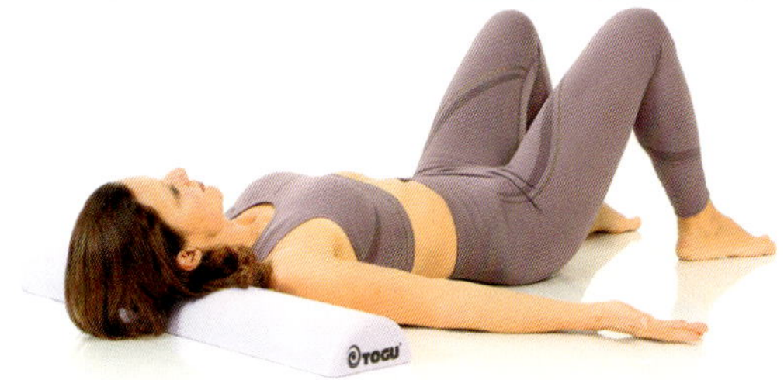

2

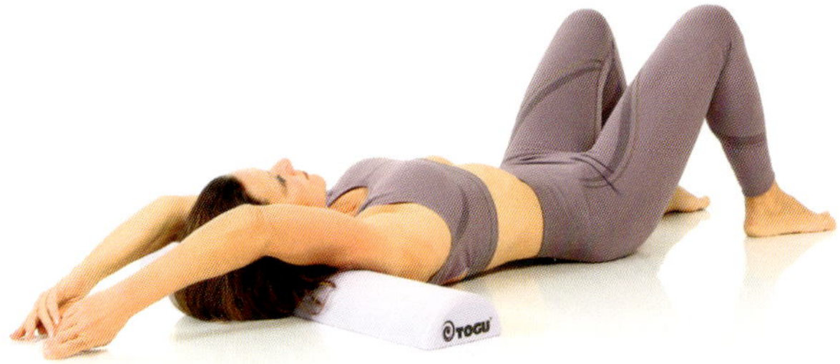

21. DEKONTRAKTION DER RÜCKWÄRTIGEN STRECKERGRUPPE

Die Dekontraktion führt zu einer kurzzeitigen Verringerung der Verkrampfung von Muskeln. Diese Übung mit der Halbrolle® verringert die Verkrampfung der Muskeln insbesondere in der Beinrückseite und im Rücken-Schulter-Arm-Bereich.

Ausgangsposition: Rückenlage auf der Matte. Die Halbrolle® befindet sich quer über dem Kopf am Boden. Der Kopf liegt auf dem Boden ab. Die gestreckten Arme sind seitlich neben dem Kopf nach oben gestreckt. Sie auf der quer liegenden Halbrolle® mit den Handrücken ablegen. Die Handinnenflächen sind nach oben geöffnet. Die Beine werden gebeugt aufgestellt.

Übungsbeschreibung: AA: Fersen, unterer Rücken, Schulterblätter, Handrücken und Hinterkopf nach unten spannen. EA: Die Spannung wieder lösen.

1

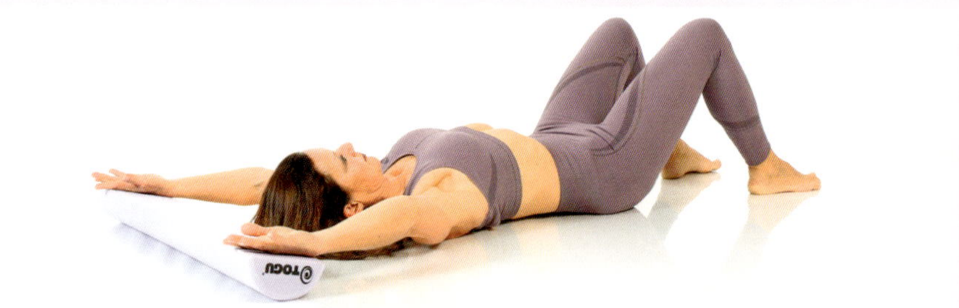

2

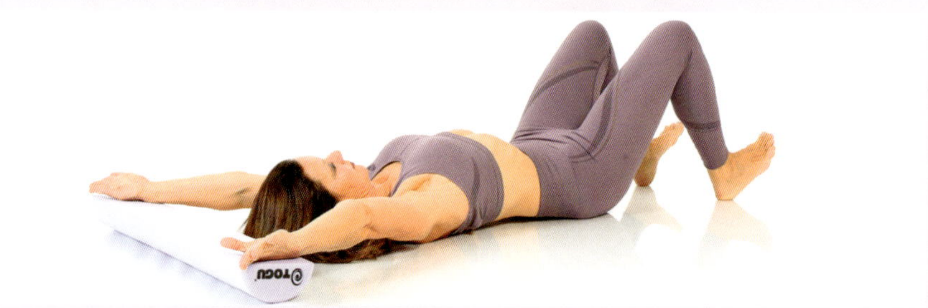

22. DEKONTRAKTION DER HALS-NACKEN-MUSKULATUR

Die Dekontraktion führt zu einer kurzzeitigen Verringerung der Verkrampfung von Muskeln. Diese Übung mit der Halbrolle® verringert die Verkrampfung der Muskeln insbesondere im Hals-Nacken-Bereich.

Variante 1: Brett vorm Kopf.

Ausgangsposition: Im aufrechten Stand mit offenen Handflächen den geraden Teil der Halbrolle® gegen die Stirn halten.

Übungsbeschreibung: AA: Stirn und Halbrolle® mit den Händen gegeneinanderdrücken. Dadurch spannt sich die Muskulatur frontal im Hals-Nacken-Bereich isometrisch an. EA: Die Spannung wieder lösen.

Variante 2: Brett hinterm Kopf.

Ausgangsposition: Im aufrechten Stand mit offenen Handflächen den geraden Teil der Halbrolle® gegen den Hinterkopf halten.

Übungsbeschreibung: AA: Hinterkopf und Halbrolle® mit den Händen gegeneinanderdrücken. Dadurch spannt sich die Muskulatur dorsal im Hals-Nacken-Bereich isometrisch an. EA: Die Spannung wieder lösen.

Variante 1

1

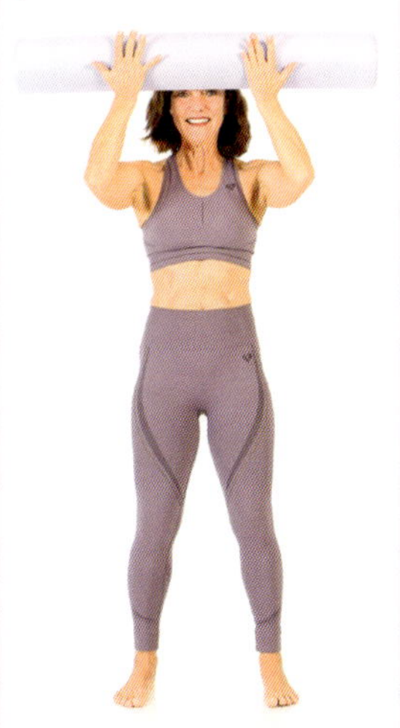

Variante 2

1

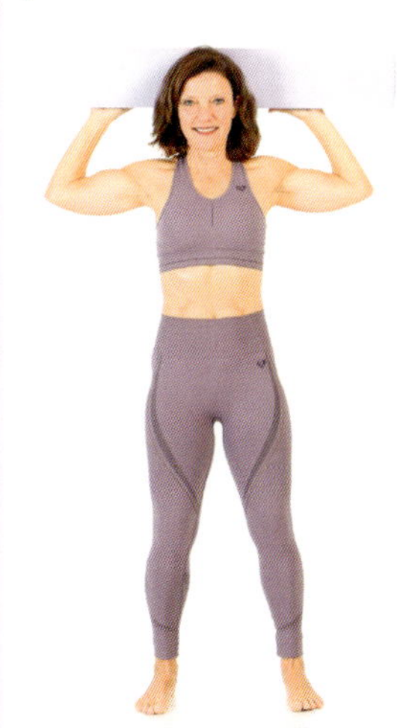

2

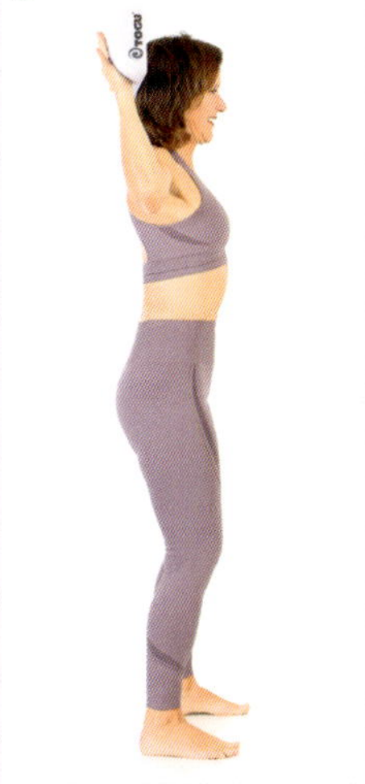

4

WORKOUTS (FÜR VERSCHIEDENE SPORTARTEN UND DEN BÜROALLTAG)

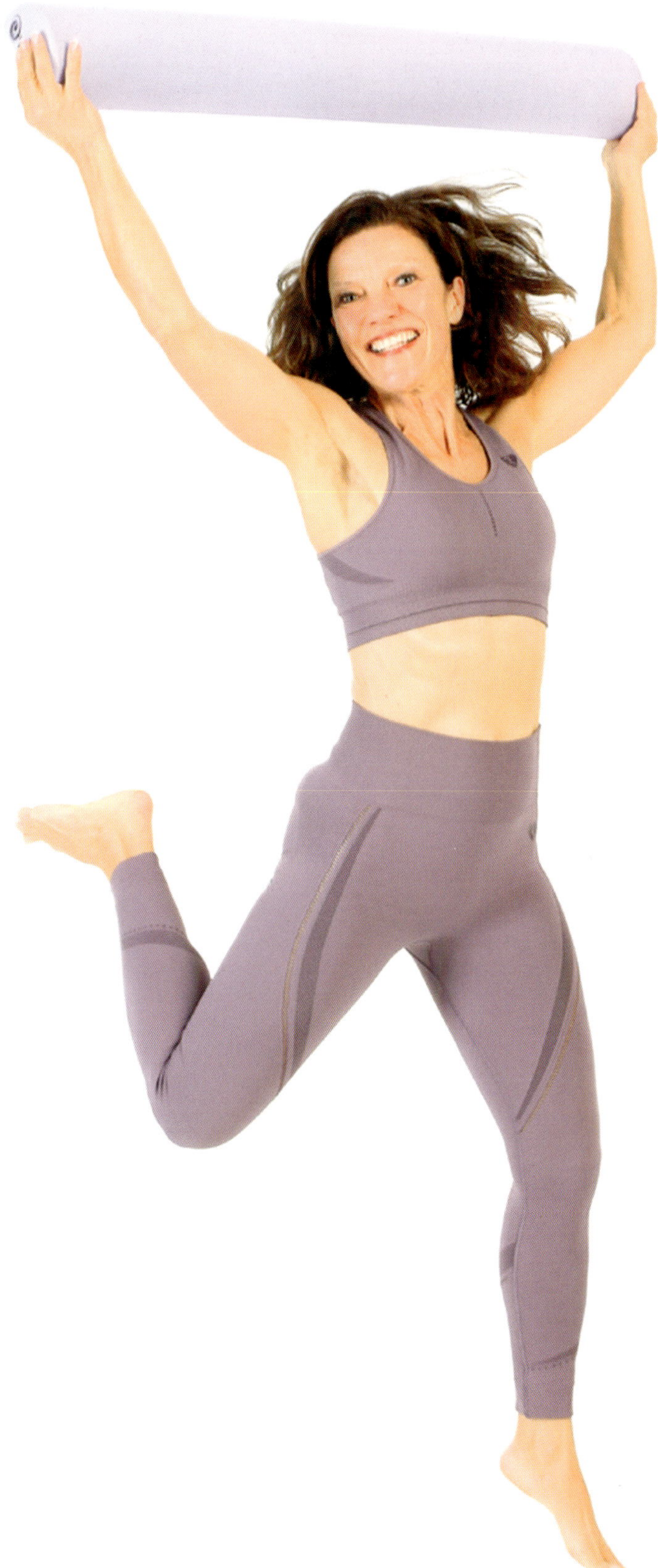

In Kap. 4 werden nun die einzelnen Übungen aus Kap. 2 und Kap. 3 zu sportartspezifischen bzw. alltagsspezifischen Workouts zusammengestellt.

Das Prinzip 5 + 2

Die einzelnen Workouts sind so aufgebaut, dass mit den fünf Übungen alle Muskelgruppen harmonisch trainiert werden. Kraft, Kraftausdauer, Koordination, Gleichgewicht, Stabilität und Beweglichkeit werden verbessert. Gleichzeitig wird die aufrechte Körperhaltung ausgleichend aufgebaut und stabilisiert.

Zwei Übungen zum Training der Dehnfähigkeit und Mobilität aus Kap. 3 ergänzen jedes Workout.

Nach dem Prinzip 5 + 2 können Sie sich Ihre Trainingssequenz immer wieder neu und individuell zusammenstellen. An dieser Stelle kann man selbst erfinderisch sein.

Warm-up

Vor jedem Workout ist ein kurzes Aufwärmen zur sanften Aktivierung des Stoffwechsels und zur Mobilisation der Gelenke zu empfehlen. Die Gestaltung kann sehr individuell je nach Vorlieben vorgenommen werden.

Im Anschluss an Mobilisations- und Schwungbewegungen eignen sich z. B. Joggen/flottes Gehen auf der Stelle, federndes Hüpfen, Gehen mit dem Mini-Band, Springen oder Gehen auf dem Minitrampolin, sich tänzerisch zur Lieblingsmusik bewegen, um nur einige Möglichkeiten zu nennen. Dabei Arme und Beine einsetzen.

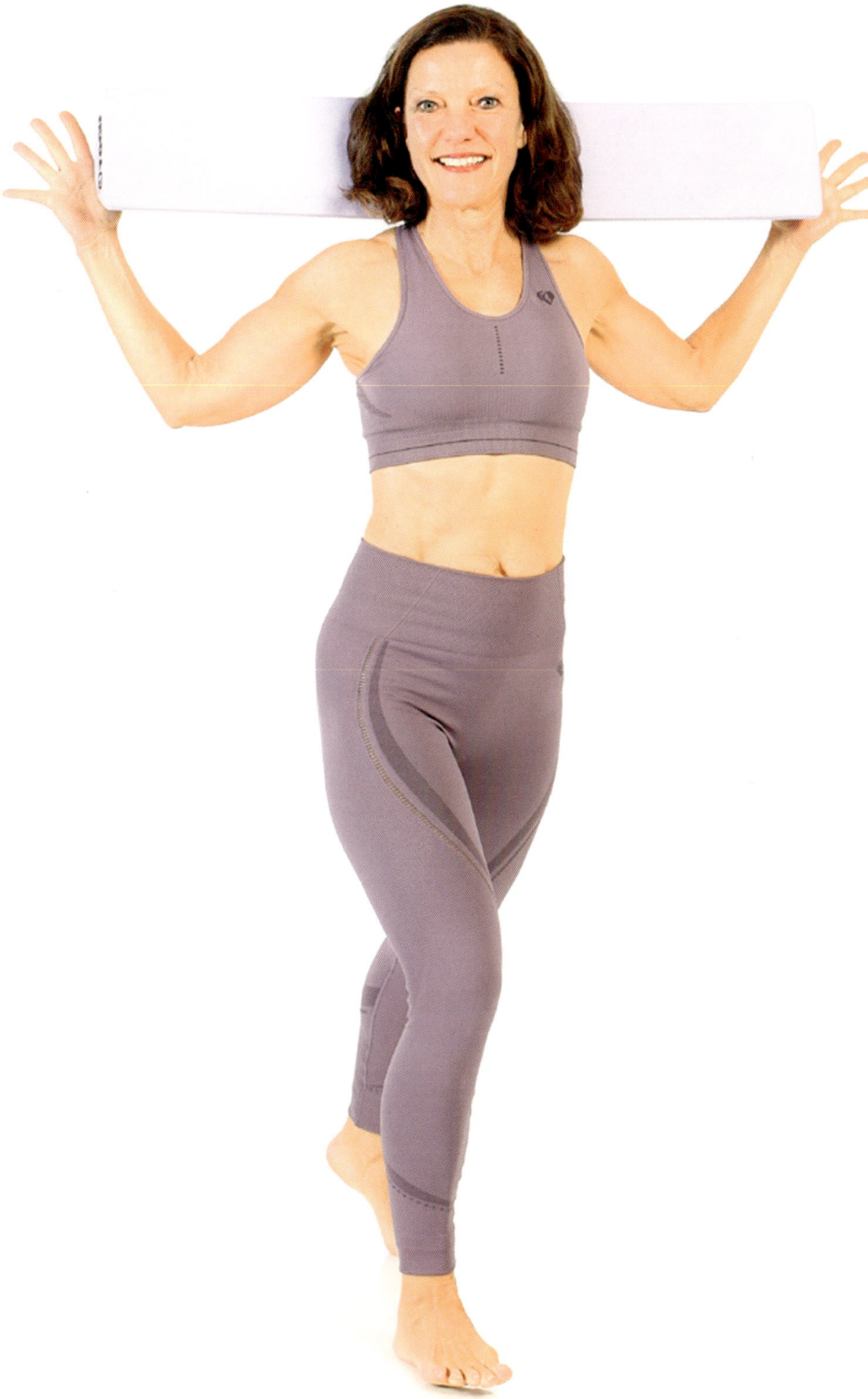

4.1 JOGGEN: FIT ZUM LAUFEN

AUS KAP. 2

ÜBUNGEN IM STEHEN

Übung 4 In die tiefe Schrittstellung gehen auf der Halbrolle®

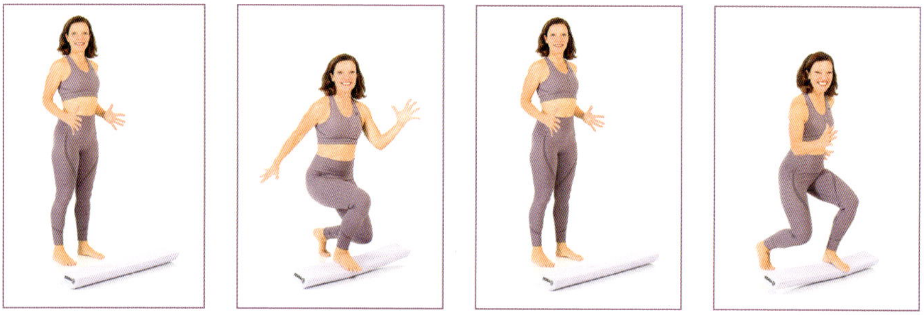

Übung 5 Diagonal in Balance auf der Halbrolle®

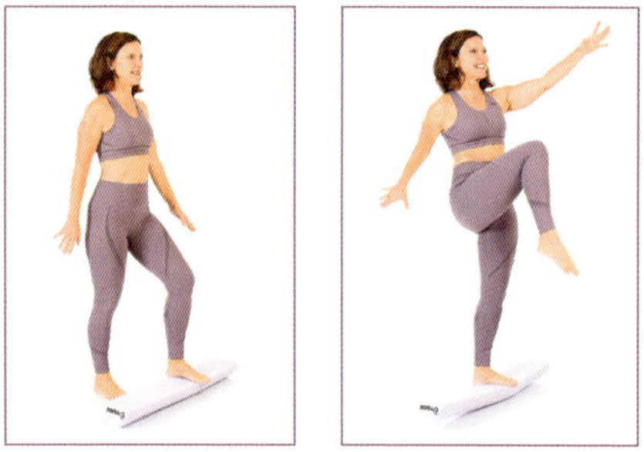

Übung 6 Kniebeuge auf der Halbrolle®

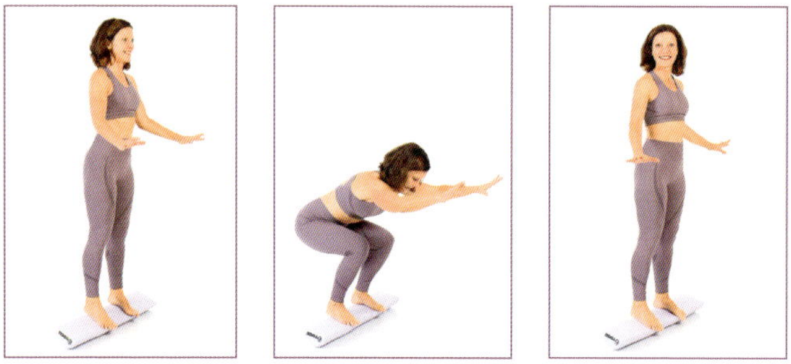

ÜBUNGEN IN DER RÜCKENLAGE

Übung 11 Über Kreuz auf der Halbrolle®®

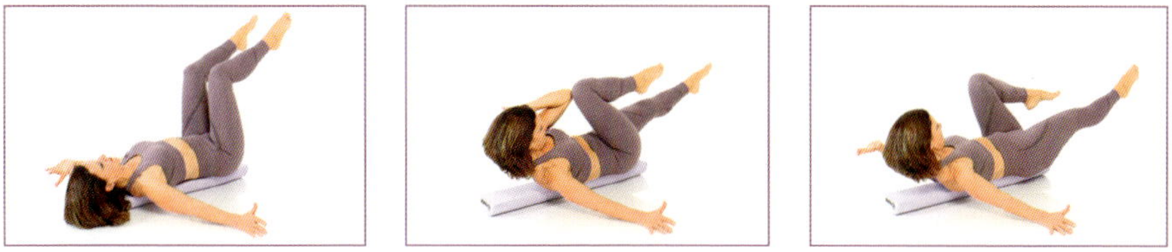

ÜBUNGEN IM STÜTZEN

Übung 6 Im Seitstütz das Becken heben und senken auf der Halbrolle®

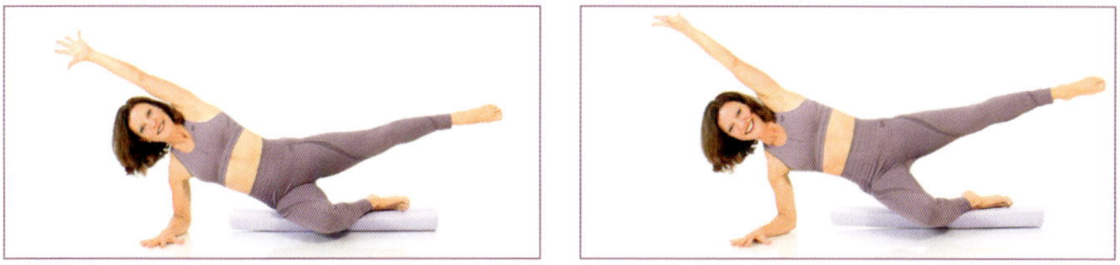

AUS KAP. 3

Übung 6 Das Brustbein spannen

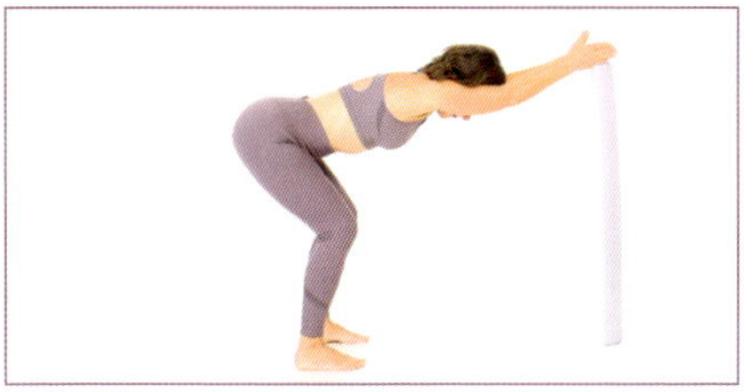

Übung 11 Twist

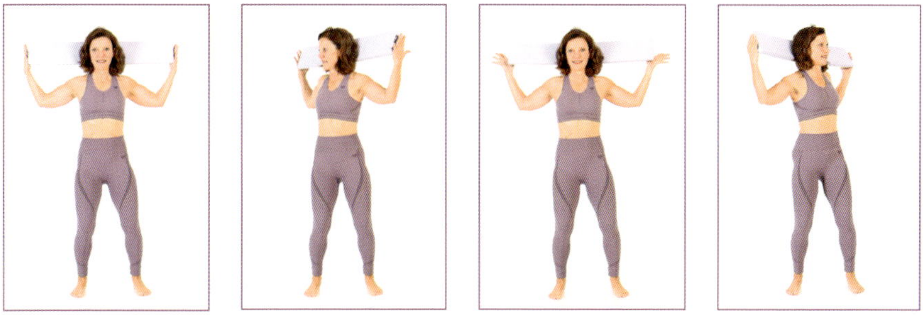

4.2 FUSSBALL: FIT AUF DEM FUSSBALLPLATZ

AUS KAP. 2

ÜBUNGEN IM STEHEN

Nr. 4 In die tiefe Schrittstellung gehen auf der Halbrolle®

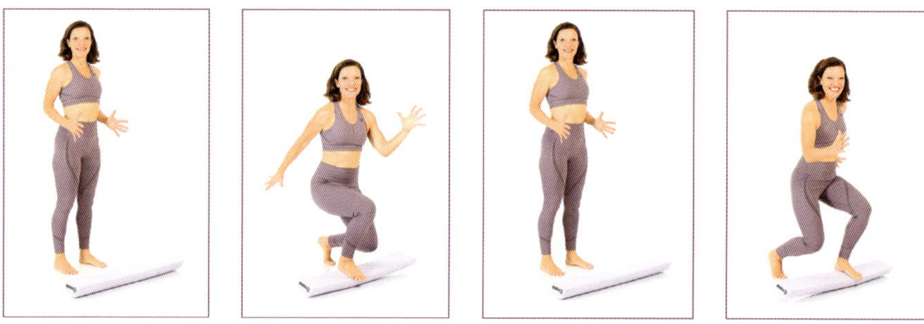

Nr. 6 Kniebeuge auf der Halbrolle®

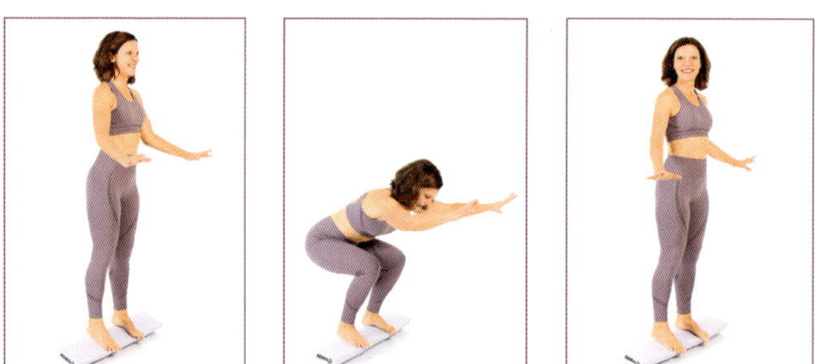

ÜBUNGEN IN DER RÜCKENLAGE

Nr. 9 Crunches/Bauchpresse

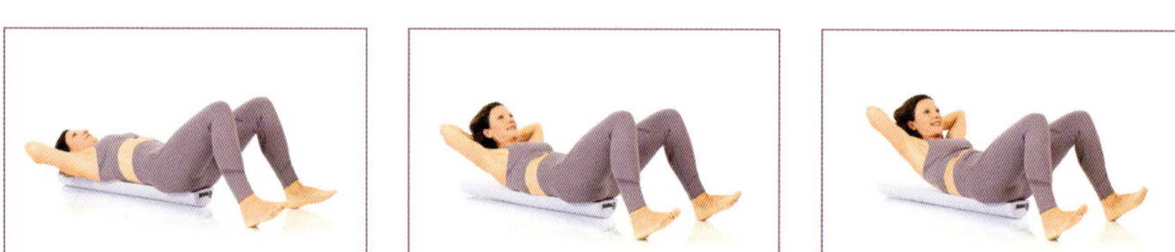

ÜBUNGEN IN DER RÜCKENLAGE MIT DEN FÜSSEN BZW. MIT DEM KREUZBEIN AUF DER HALBROLLE®

Übung 1 Das Becken heben und senken auf der Halbrolle®
Variante 4 Beide Arme und ein Bein zur Decke strecken

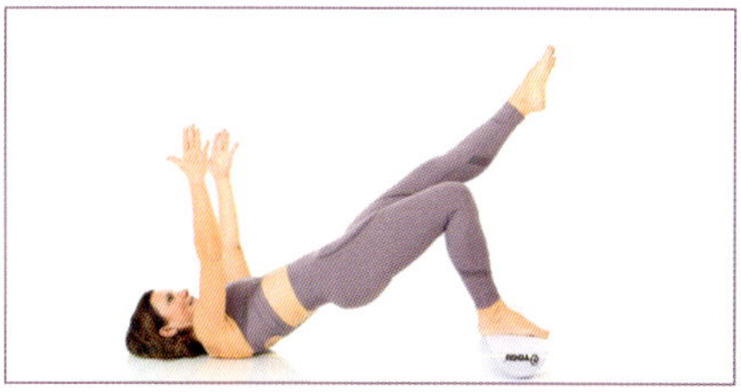

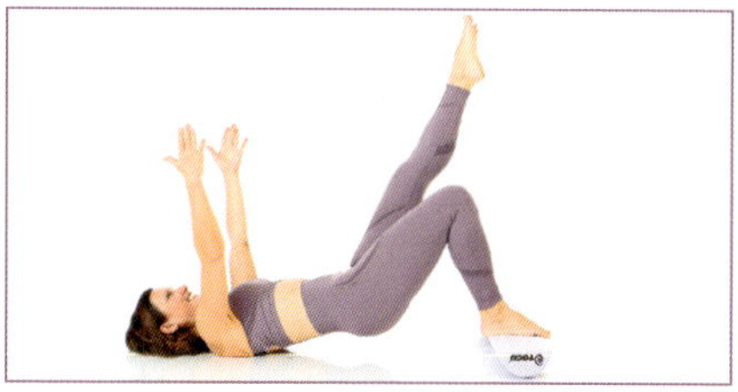

ÜBUNGEN IM STÜTZEN

Übung 4 Seitliches kniendes Beinkreisen auf der Halbrolle®

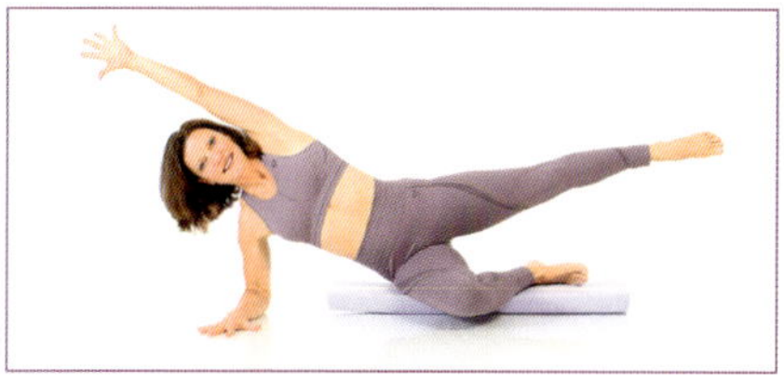

AUS KAP. 3

Übung 7 „V"-Dehnung im Vierfüßlerstand

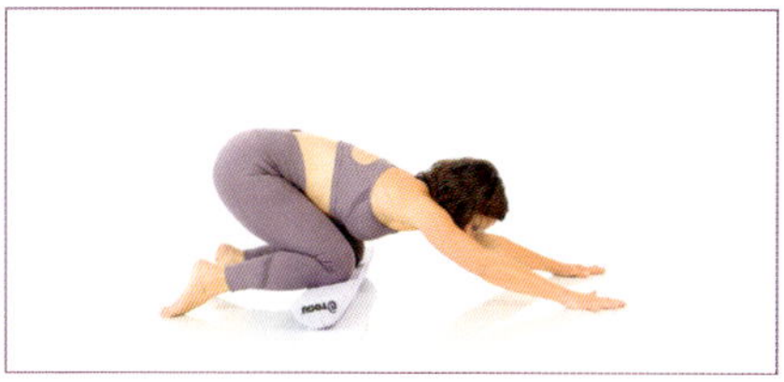

Übung 15 Brückendehnung

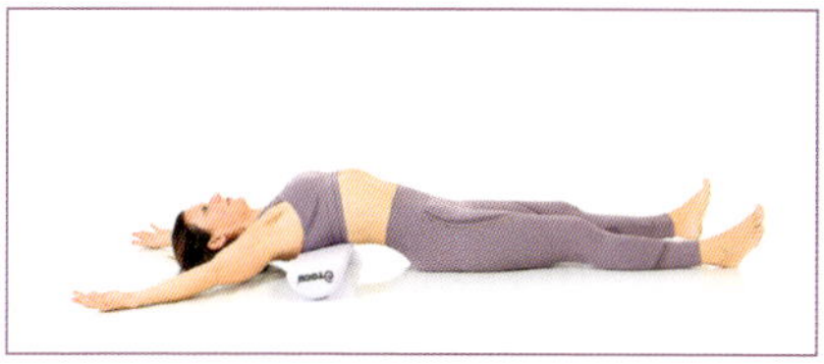

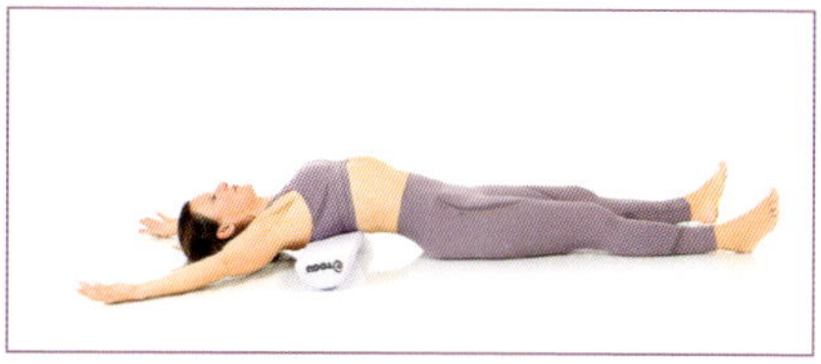

4.3 SCHWIMMEN: FIT IM WASSER

AUS KAP. 2

ÜBUNGEN IM STEHEN

Übung 4 In die tiefe Schrittstellung gehen auf der Halbrolle®

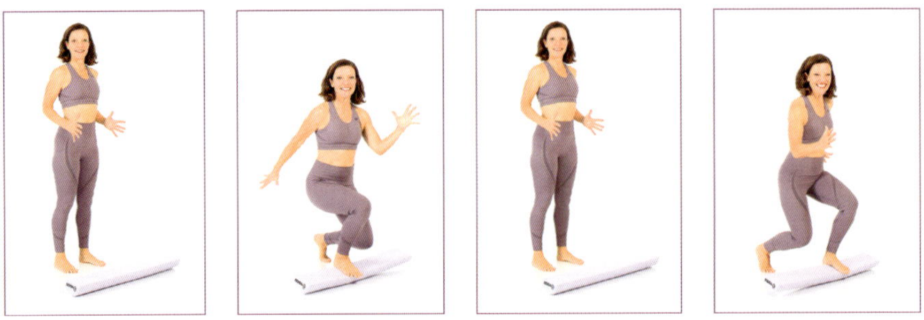

ÜBUNGEN IN DER RÜCKENLAGE AUF DER HALBROLLE®

Übung 11 Über Kreuz auf der Halbrolle®

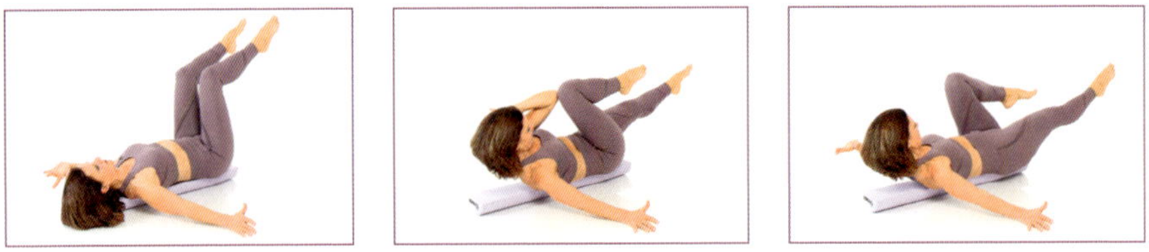

ÜBUNGEN IN DER BAUCHLAGE

Übung 6 Schwimmen auf der Halbrolle®

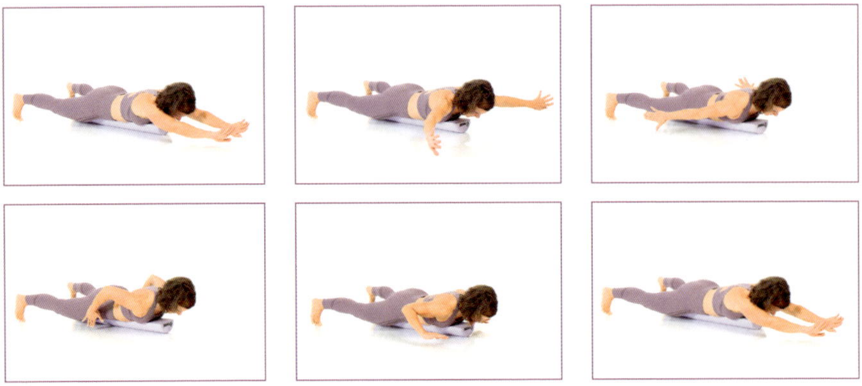

ÜBUNGEN IM STÜTZEN

Übung 1 Liegestütz mit den Händen auf der Halbrolle®

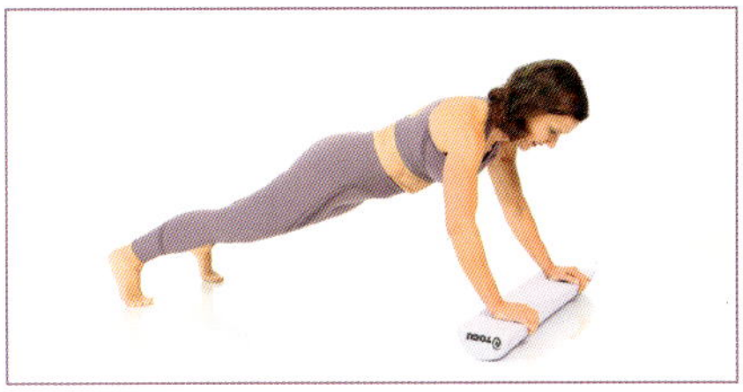

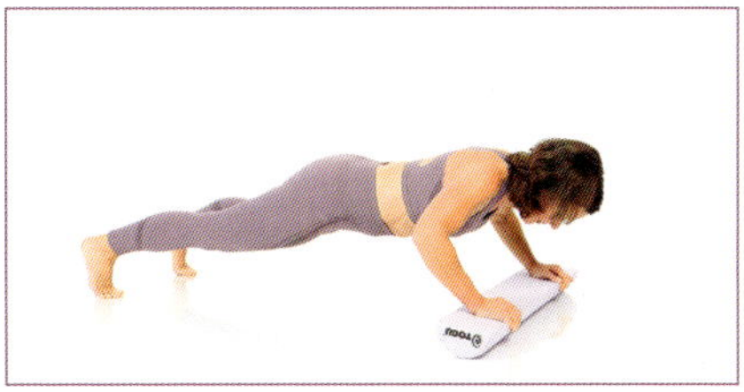

Übung 6 Im Seitstütz das Becken heben und senken auf der Halbrolle®

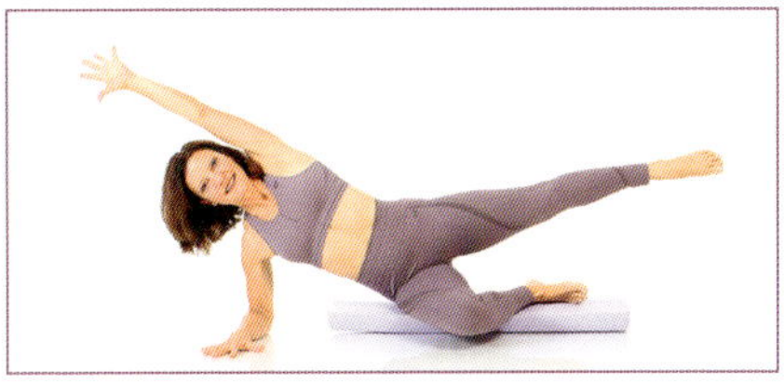

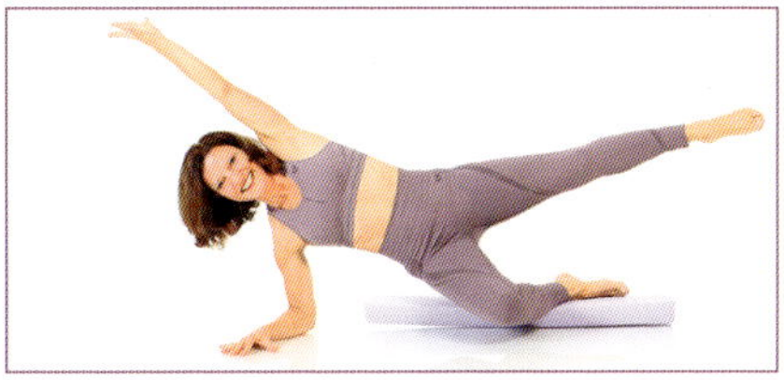

AUS KAP. 3

Übung 5 Rudern im Stehen mit der Halbrolle®

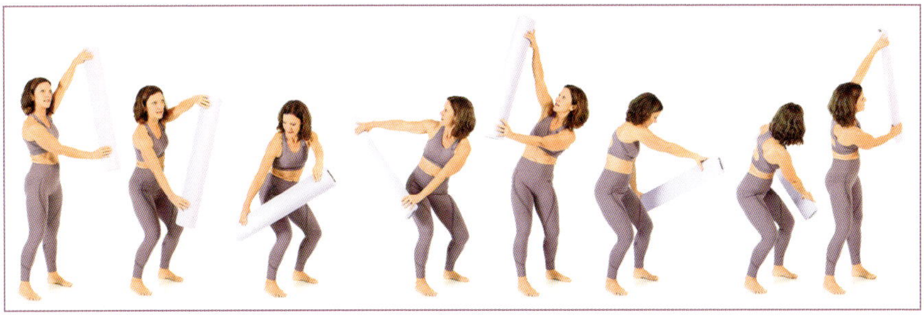

Übung 6 Das Brustbein spannen

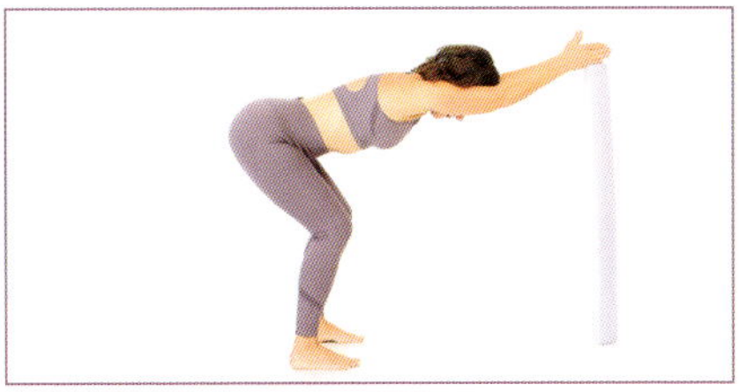

4.4 RADFAHREN: FIT AUF DER RADTOUR

AUS KAP. 2

ÜBUNGEN IM STEHEN

Übung 4 In die tiefe Schrittstellung gehen auf der Halbrolle®

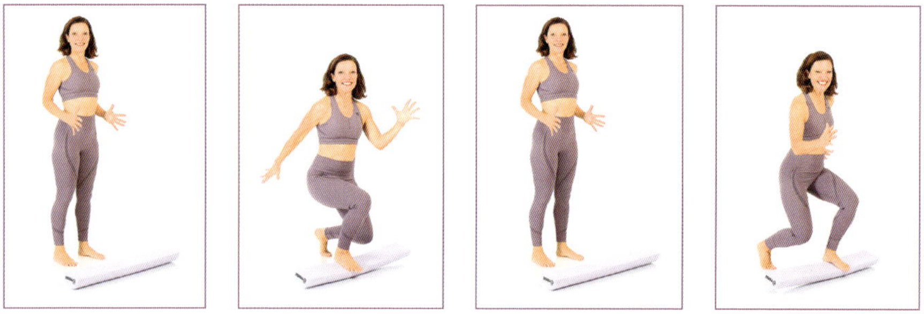

Übung 6 Kniebeuge auf der Halbrolle®

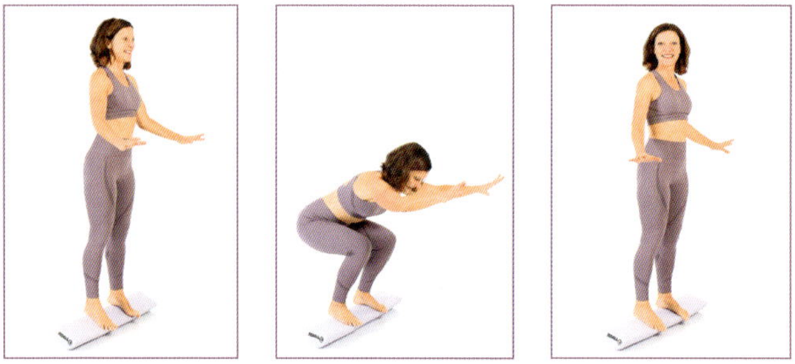

ÜBUNGEN IN DER RÜCKENLAGE

Übung 3 Beugen und strecken auf der Halbrolle®

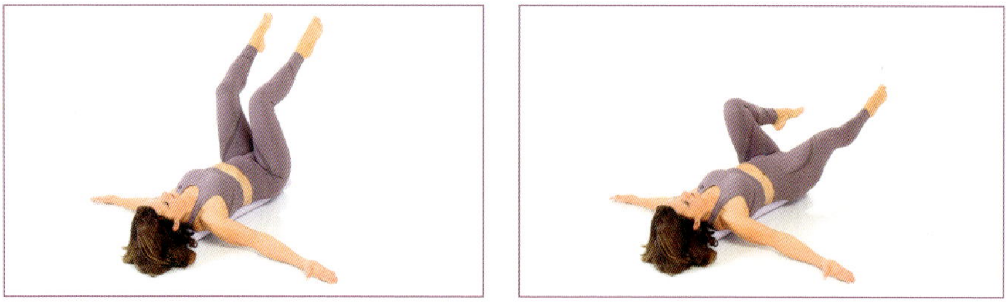

ÜBUNGEN IN DER RÜCKENLAGE MIT DEN FÜSSEN BZW. MIT DEM KREUZBEIN AUF DER HALBROLLE®

Übung 1 Das Becken heben und senken auf der Halbrolle®

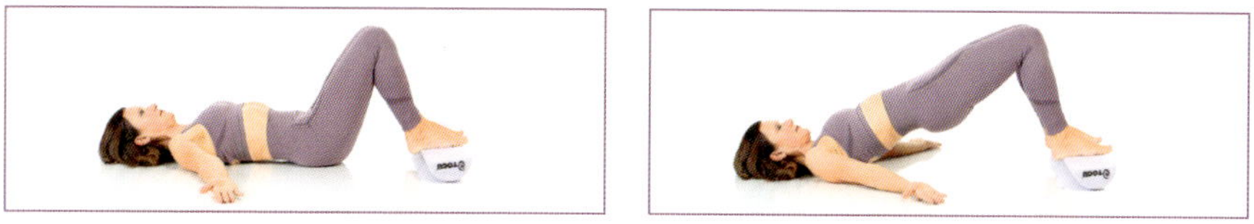

ÜBUNGEN IN DER BAUCHLAGE

Übung 4 Vom V ins W in der Bauchlage auf der Halbrolle®

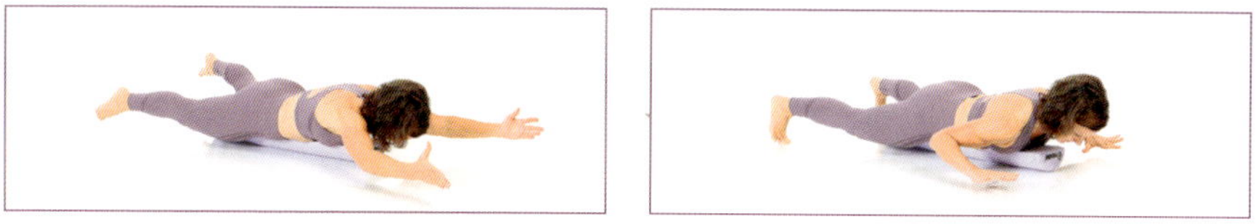

AUS KAP. 3

Übung 5 Rudern im Stehen mit der Halbrolle®

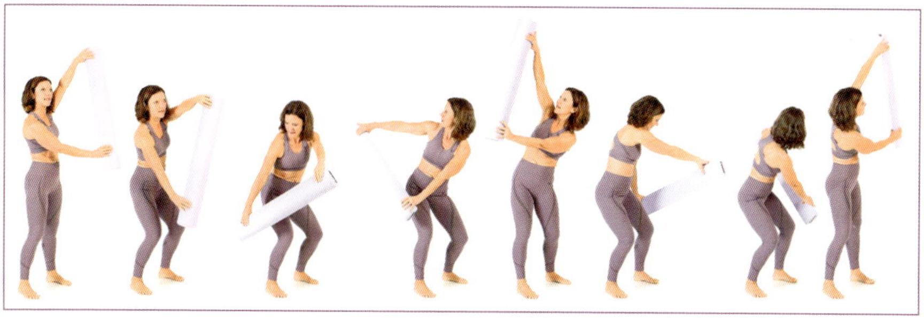

Übung 17 Rollender Rücken auf der Halbrolle®

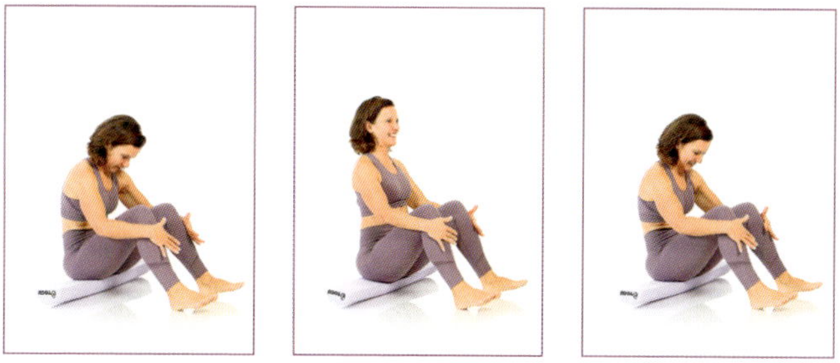

4.5 TENNIS: FIT IM MATCH

AUS KAP. 2

ÜBUNGEN IM STEHEN

Übung 4 In die tiefe Schrittstellung gehen auf der Halbrolle®

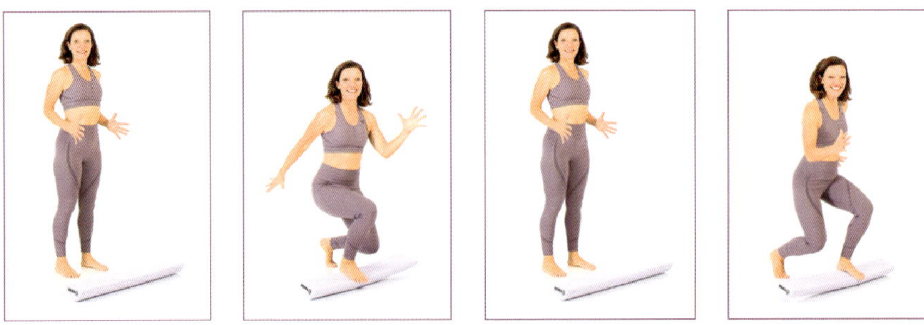

Übung 6 Kniebeuge auf der Halbrolle®

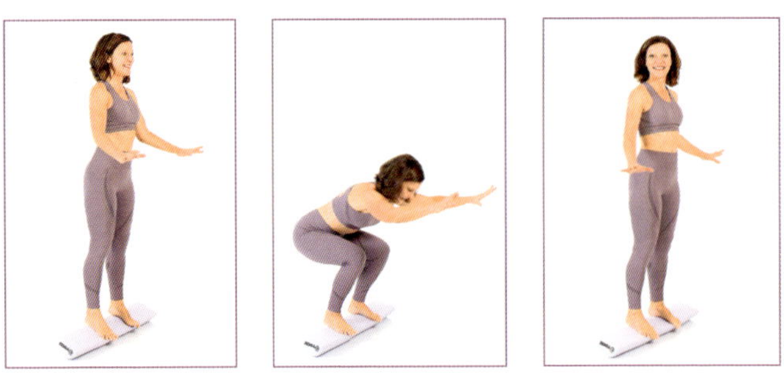

ÜBUNGEN IN DER RÜCKENLAGE

Übung 11 Über Kreuz auf der Halbrolle®

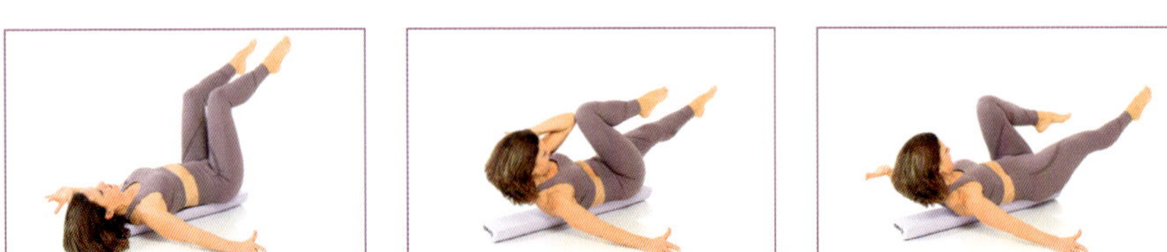

ÜBUNGEN IN DER RÜCKENLAGE MIT DEN FÜSSEN BZW. MIT DEM KREUZBEIN AUF DER HALBROLLE®

Übung 1 Das Becken heben und senken auf der Halbrolle®
Variante 4 Beide Arme und ein Bein zur Decke strecken

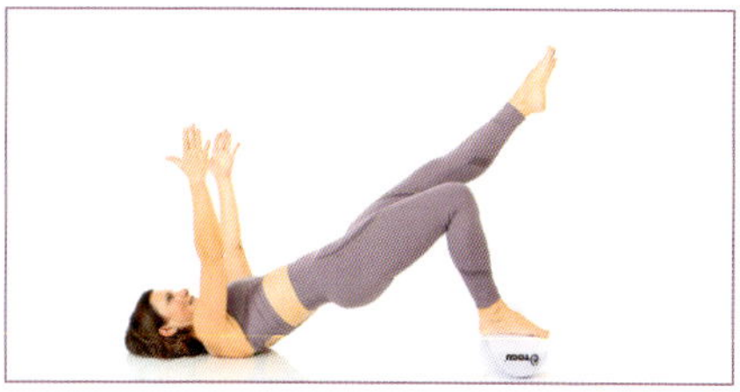

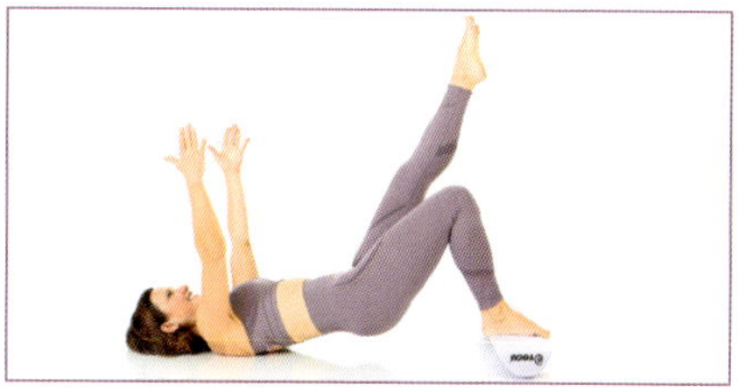

ÜBUNGEN IM STÜTZEN

Übung 2 Liegestütz mit Händen auf der Halbrolle® und mit nur einem Bein

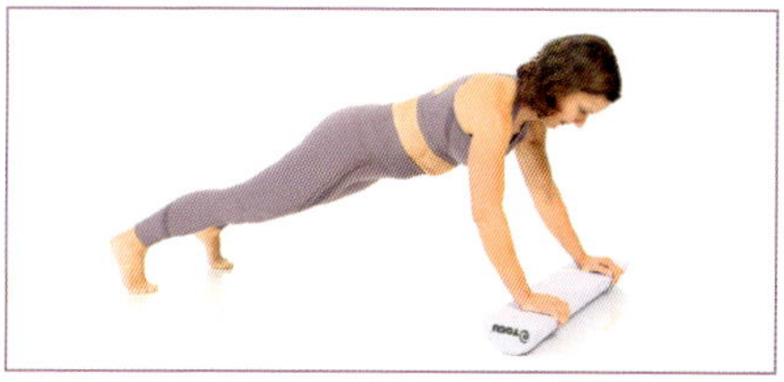

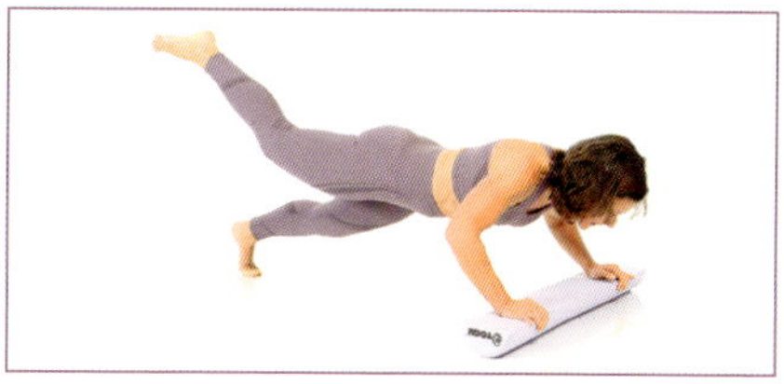

AUS KAP. 3

Übung 5 Rudern im Stehen mit der Halbrolle®

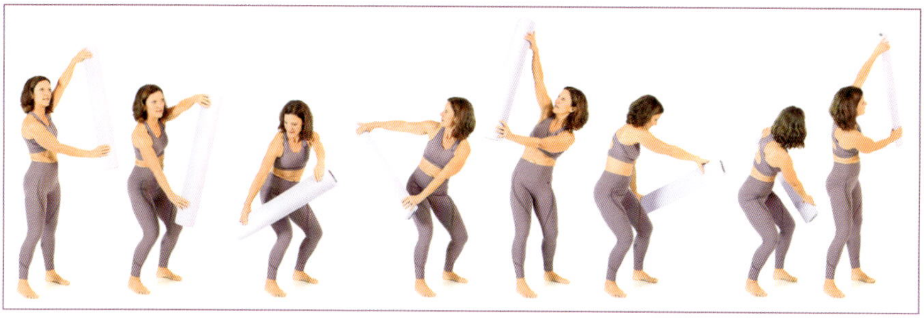

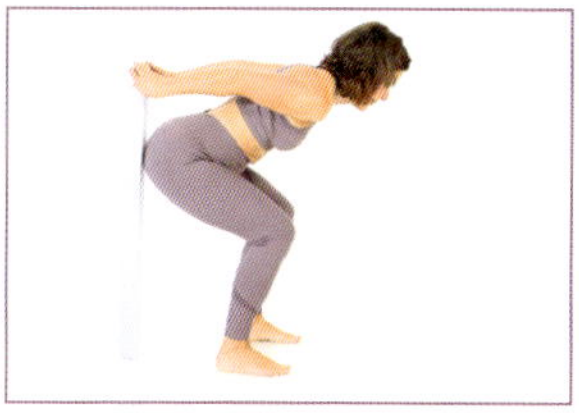

Übung 8 Die Schultern nach hinten beugen

4.6 GOLFEN: FIT AUF DER GOLFRUNDE

AUS KAP. 2

ÜBUNGEN IM STEHEN

Übung 6 Kniebeuge auf der Halbrolle®

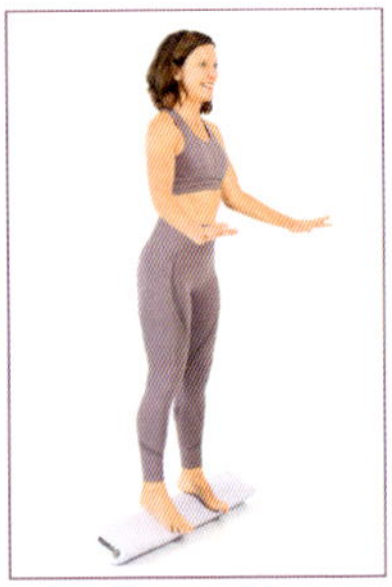

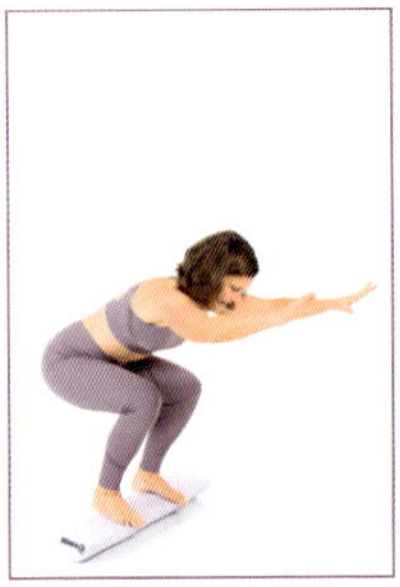

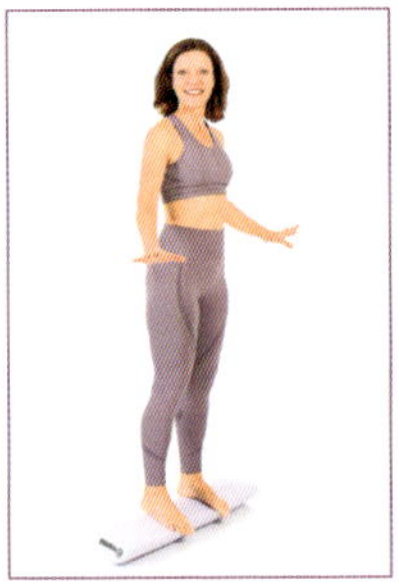

ÜBUNGEN IN DER BAUCHLAGE

Übung 4 Vom V ins W in der Bauchlage auf der Halbrolle®

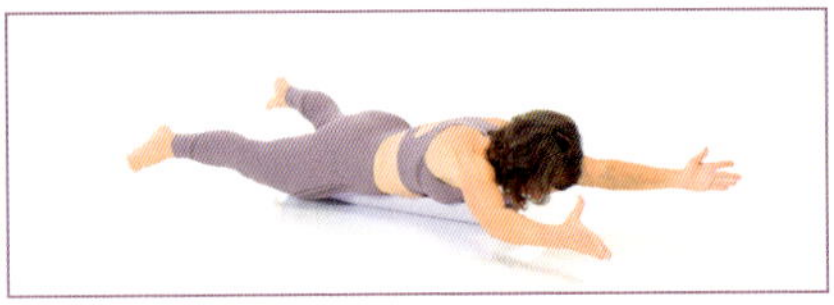

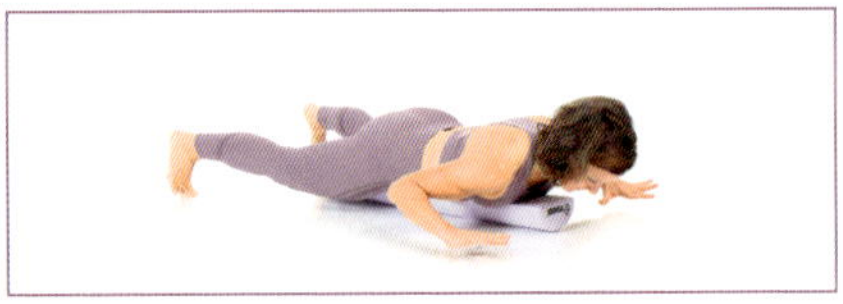

ÜBUNGEN IN DER RÜCKENLAGE MIT DEN FÜSSEN BZW. MIT DEM KREUZBEIN AUF DER HALBROLLE®

Übung 1 Das Becken heben und senken auf der Halbrolle®
Variante 4 Beide Arme und ein Bein zur Decke strecken

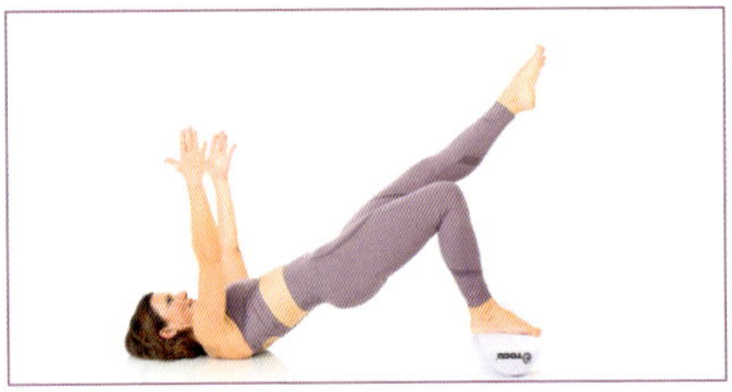

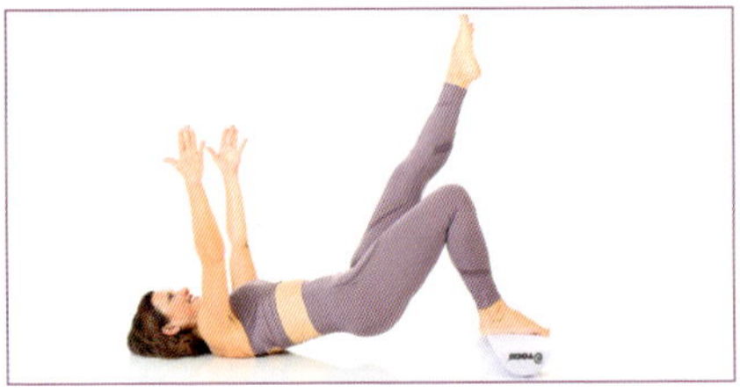

ÜBUNGEN IM STÜTZEN

Übung 4 Seitliches kniendes Beinkreisen auf der Halbrolle®

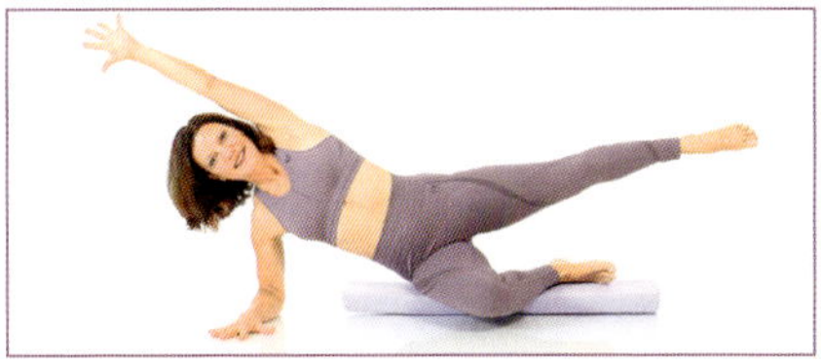

Übung 2 Liegestütz mit den Händen auf der Halbrolle® und mit nur einem Bein

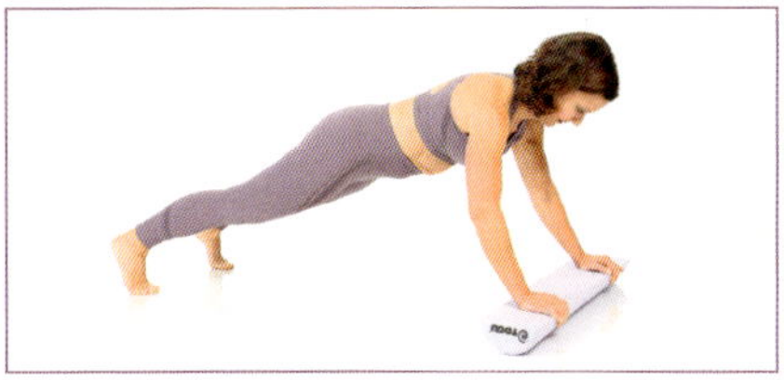

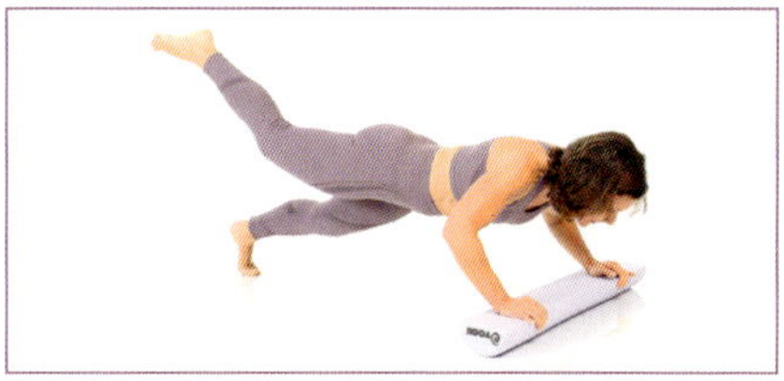

AUS KAP. 3

Übung 1 Schwingen

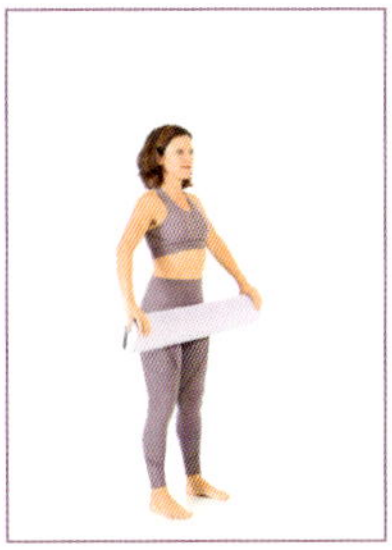

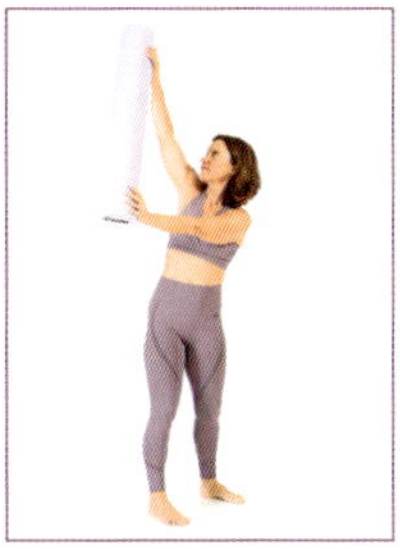

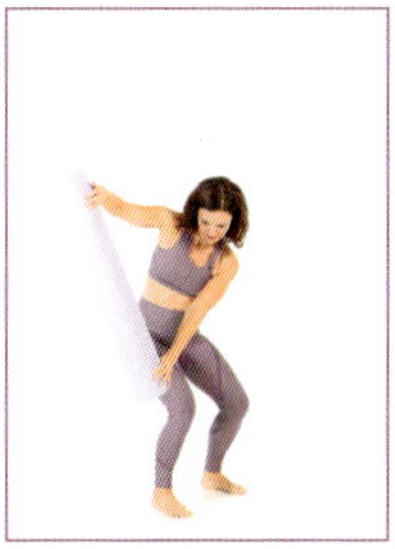

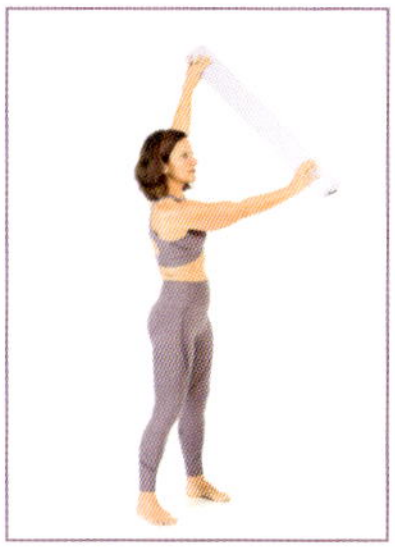

Übung 5 Rudern im Stehen mit der Halbrolle®

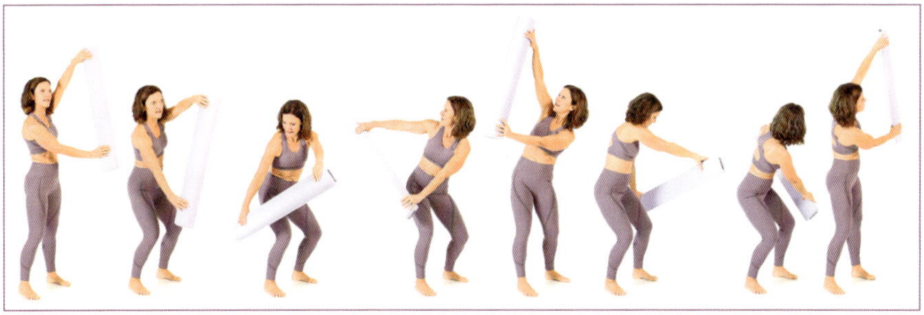

4.7 SKIFAHREN: FIT AUF DER SKIPISTE

AUS KAP. 2

ÜBUNGEN IM STEHEN

Übung 4 In die tiefe Schrittstellung gehen auf der Halbrolle®

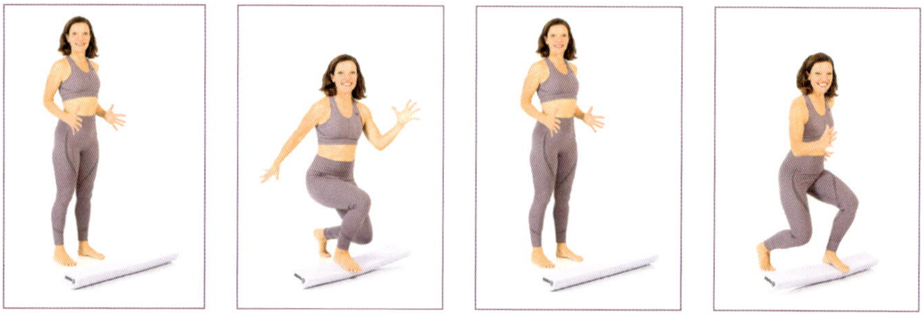

Übung 6 Kniebeuge auf der Halbrolle®

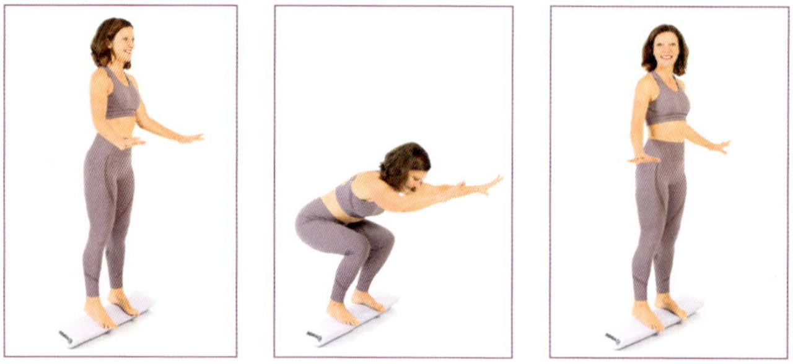

ÜBUNGEN IN DER RÜCKENLAGE AUF DER HALBROLLE®

Übung 4 Überkreuzen auf der Halbrolle®

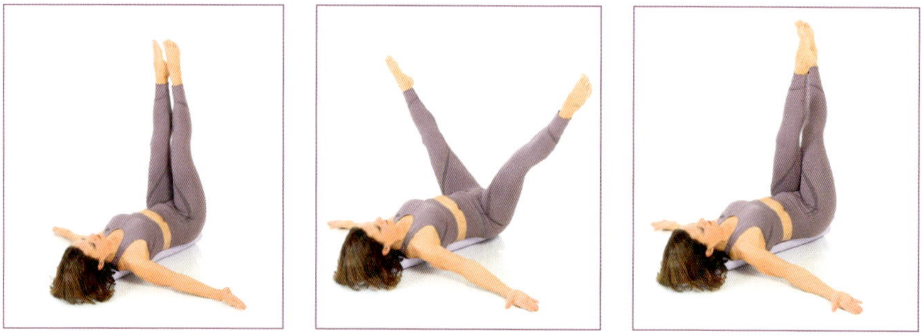

ÜBUNGEN IN DER BAUCHLAGE

Übung 6 Schwimmen auf der Halbrolle®

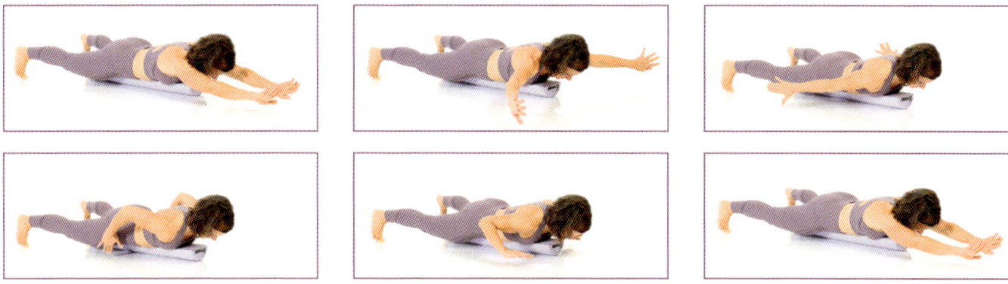

ÜBUNGEN IM STÜTZEN

Übung 2 Liegestütz mit den Händen auf der Halbrolle® und mit nur einem Bein

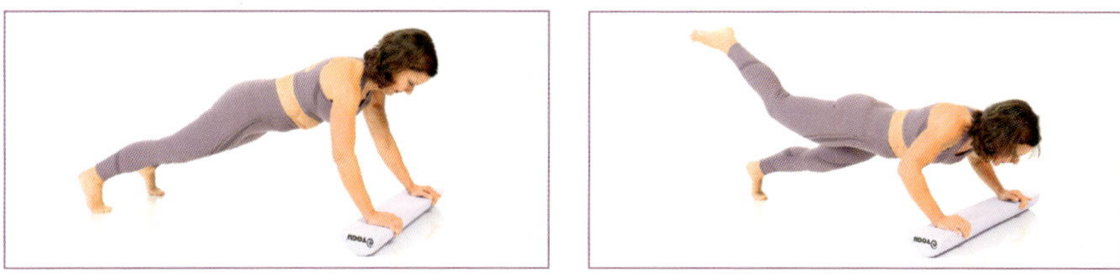

AUS KAP. 3

Übung 4 Flieger frontal und die Arme beugen

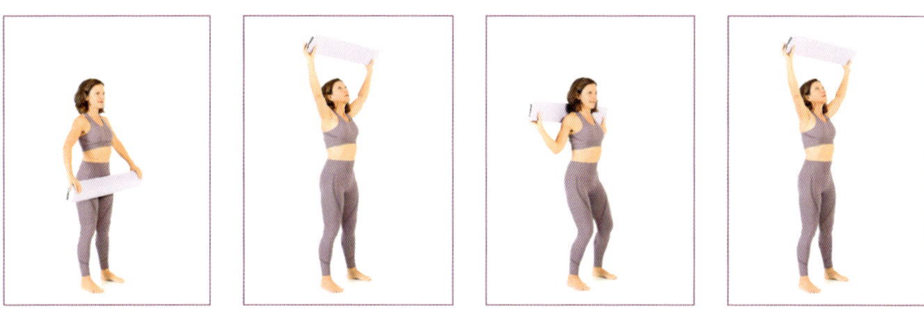

Übung 6 Das Brustbein spannen

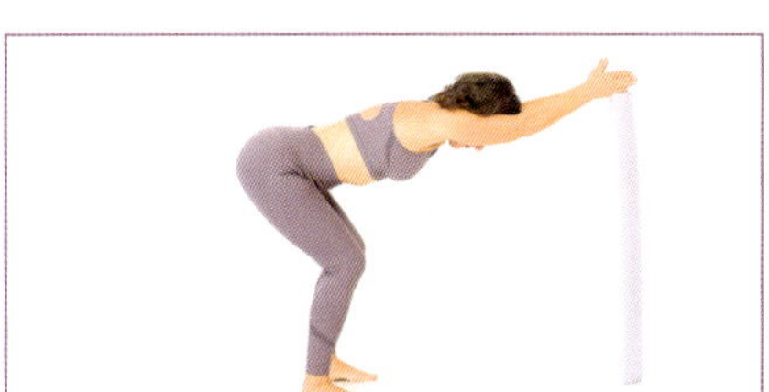

4.8 SKILANGLAUF: FIT IN DIE LOIPE

AUS KAP. 2

ÜBUNGEN IM STEHEN

Übung 4 In die tiefe Schrittstellung gehen auf der Halbrolle®

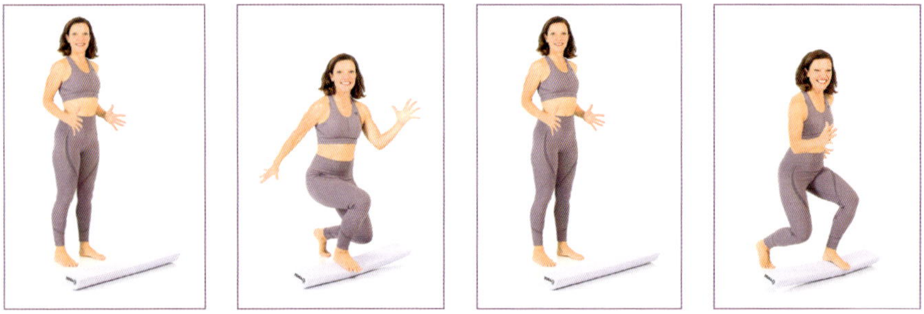

Übung 5 Diagonal in Balance auf der Halbrolle®

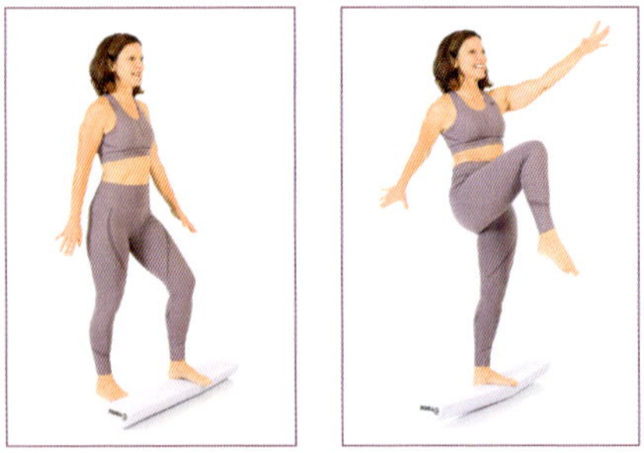

Übung 6 Kniebeuge auf der Halbrolle®

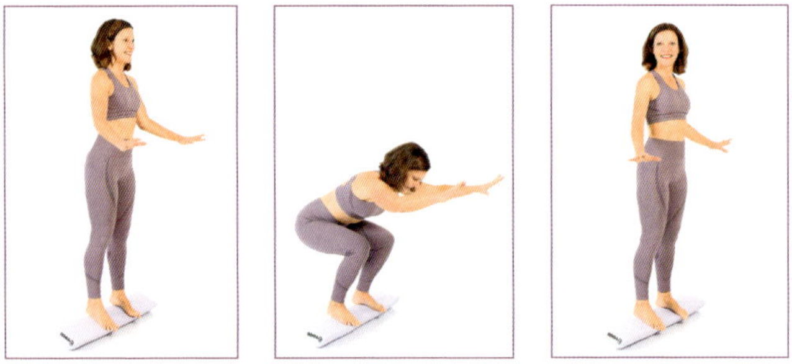

ÜBUNGEN IN DER RÜCKENLAGE

Übung 3 Beugen und strecken auf der Halbrolle®

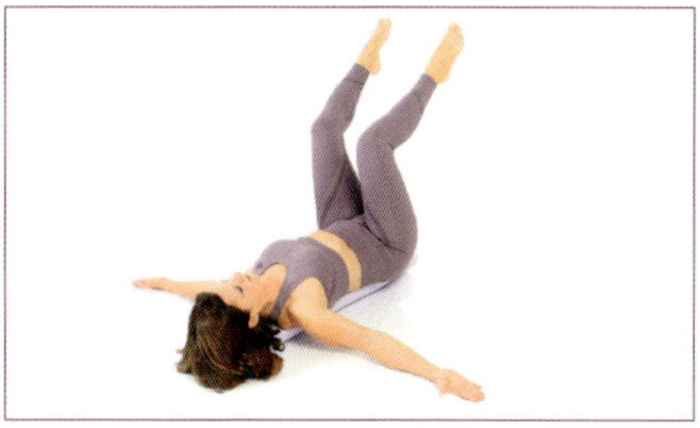
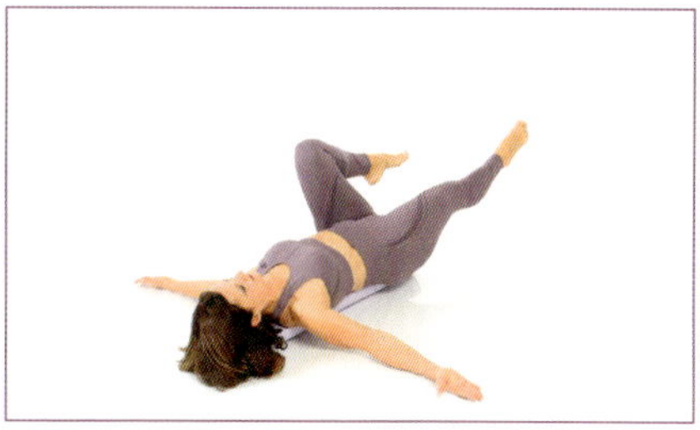

ÜBUNGEN IM STÜTZEN

Übung 2 Liegestütz mit den Händen auf der Halbrolle® und mit nur einem Bein

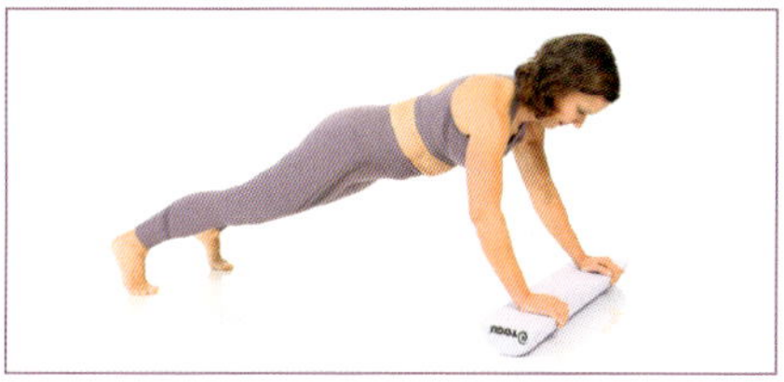
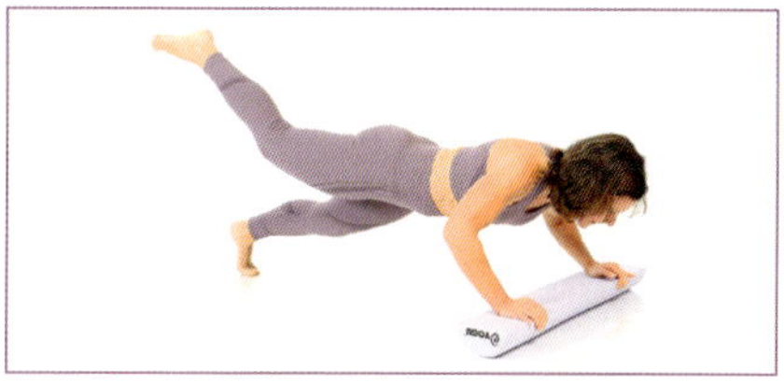

AUS KAP. 3

Übung 8 Die Schultern nach hinten beugen

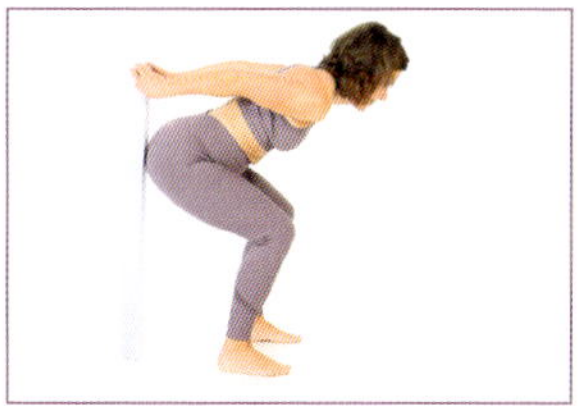

Übung 13 Flankendrehung

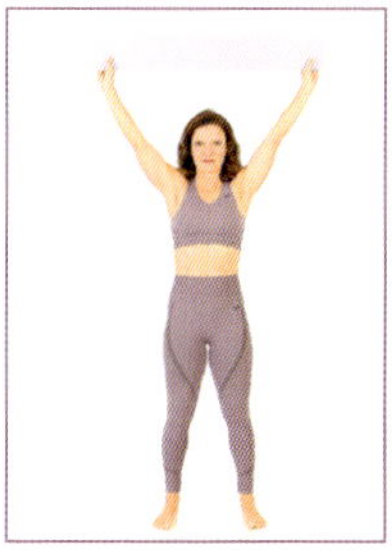
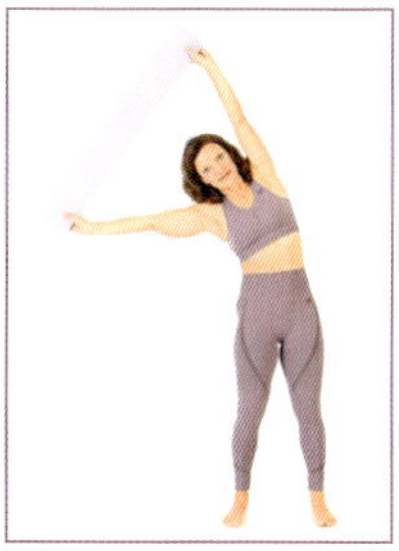
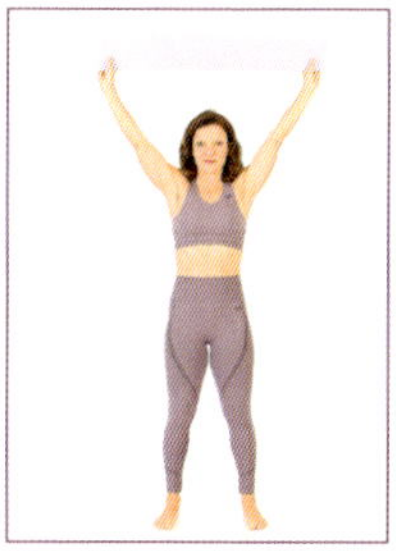
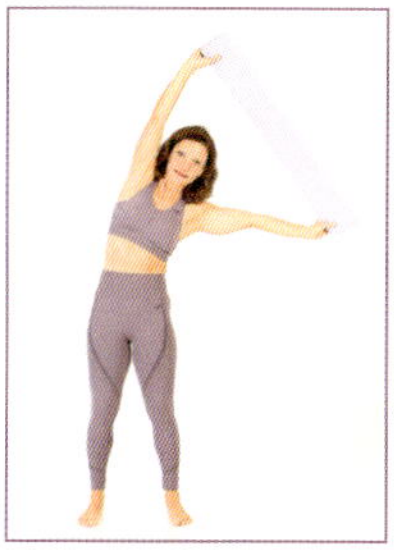

4.9 KITEN/SURFEN: FIT AUF DEM WASSER

AUS KAP. 2

ÜBUNGEN IM STEHEN

Übung 4 In die tiefe Schrittstellung gehen auf der Halbrolle®

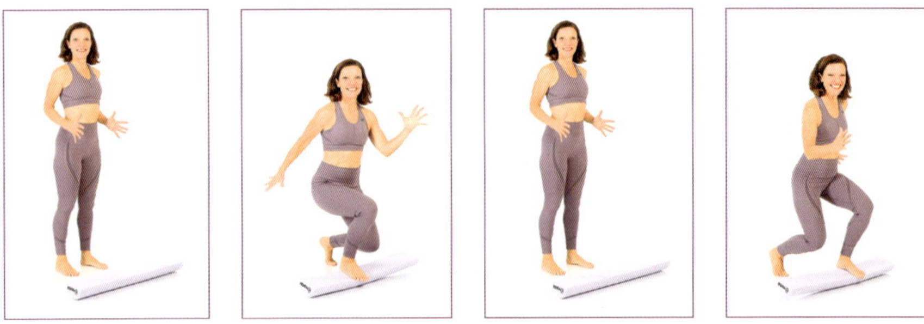

Übung 5 Diagonal in Balance auf der Halbrolle®

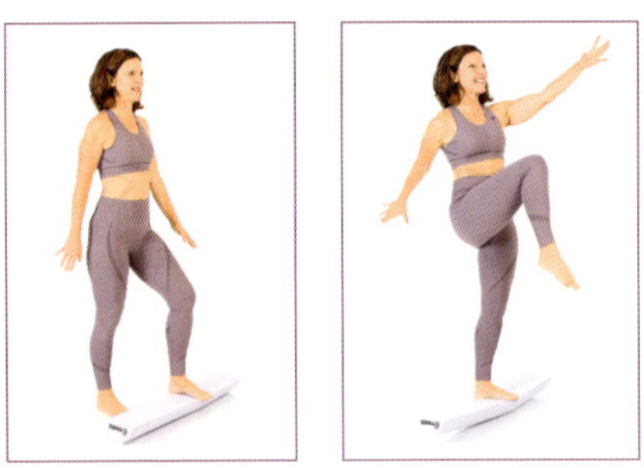

Übung 6 Kniebeuge auf der Halbrolle®

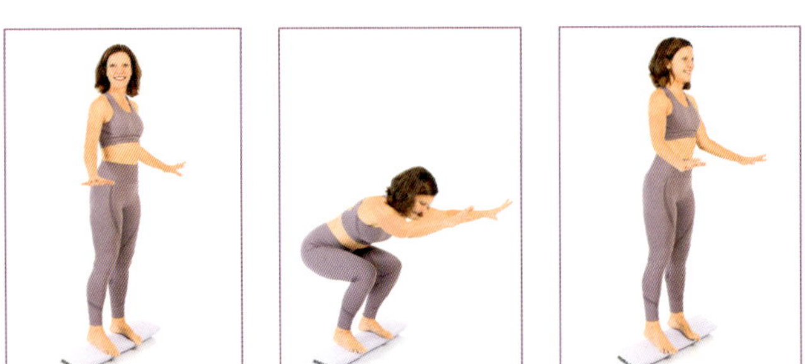

ÜBUNGEN IN DER RÜCKENLAGE

Übung 11 Über Kreuz auf der Halbrolle®

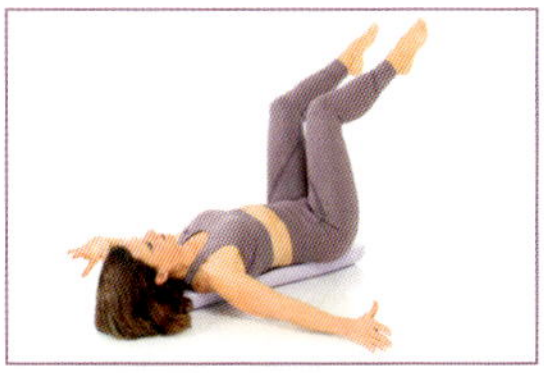
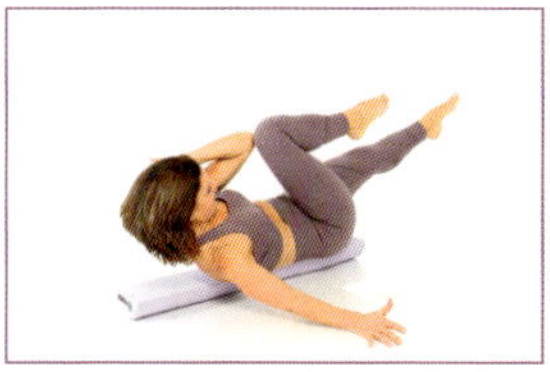
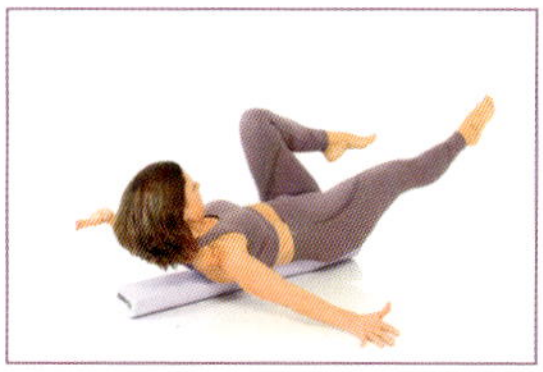

ÜBUNGEN IN DER RÜCKENLAGE MIT DEN FÜSSEN BZW. MIT DEM KREUZBEIN AUF DER HALBROLLE®

Übung 1, Variante 4 Einen Arm und ein Bein zur Decke strecken

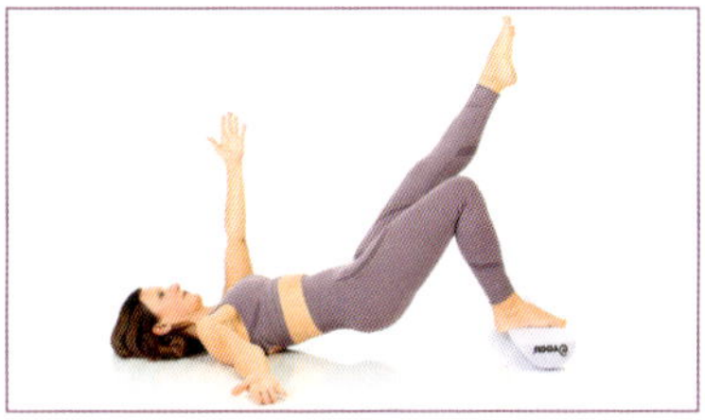

AUS KAP. 3

Übung 11 Twist gestreckt

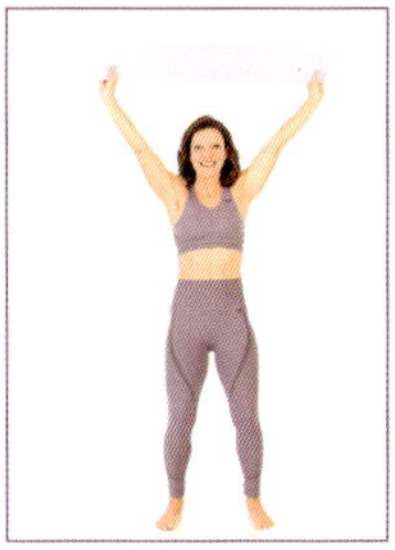
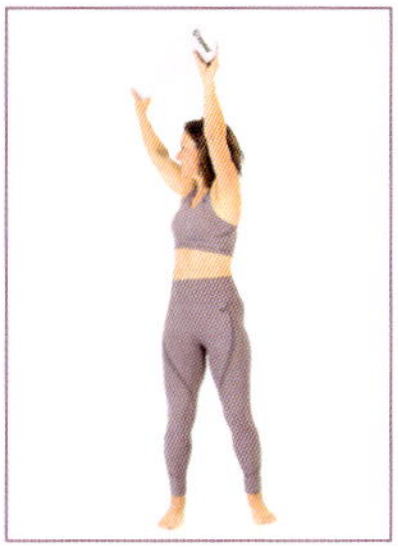
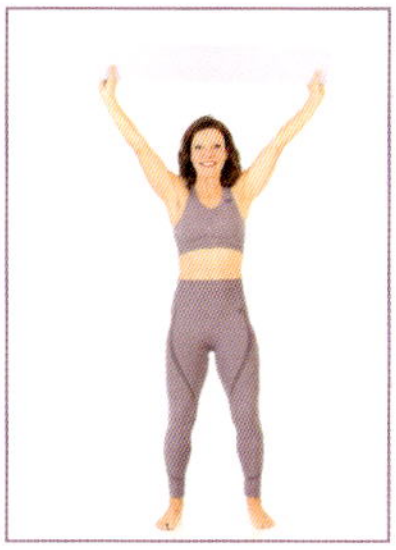
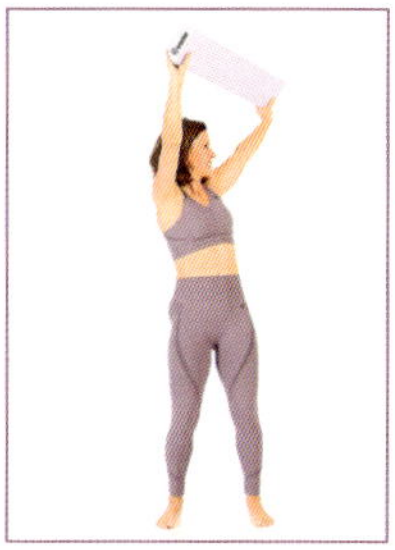

Übung 21 Dekontraktion der rückwärtigen Streckergruppe

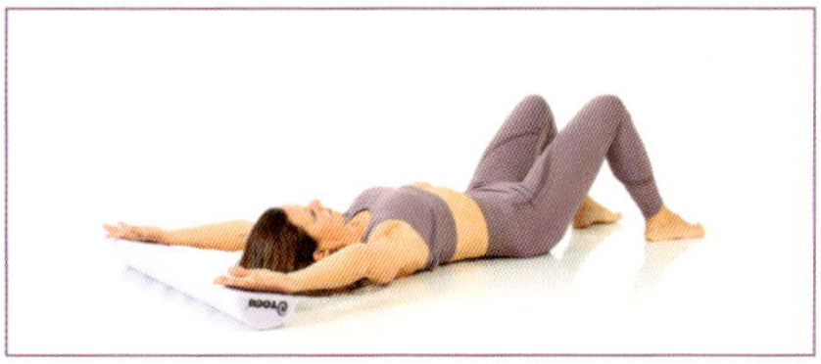
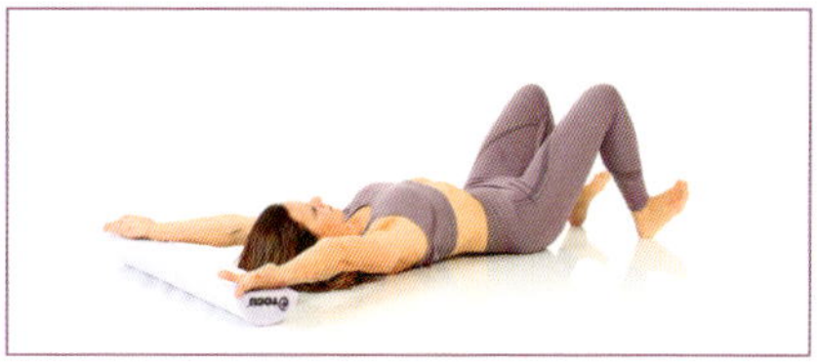

4.10 WANDERN: FIT IN DEN BERGEN

AUS KAP. 2

ÜBUNGEN IM STEHEN

Übung 4 In die tiefe Schrittstellung gehen auf der Halbrolle®

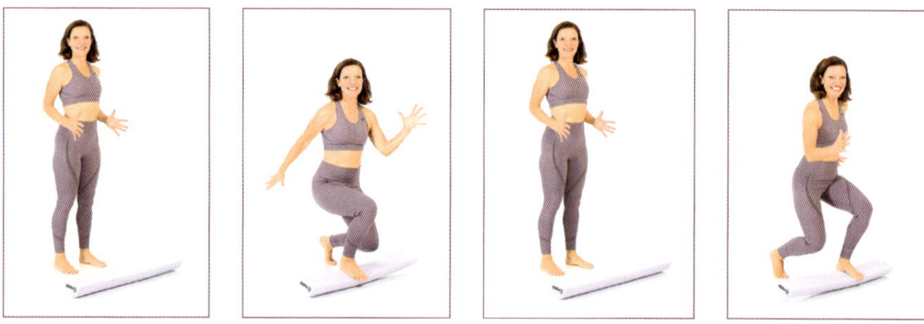

Übung 5 Diagonal in Balance auf der Halbrolle®

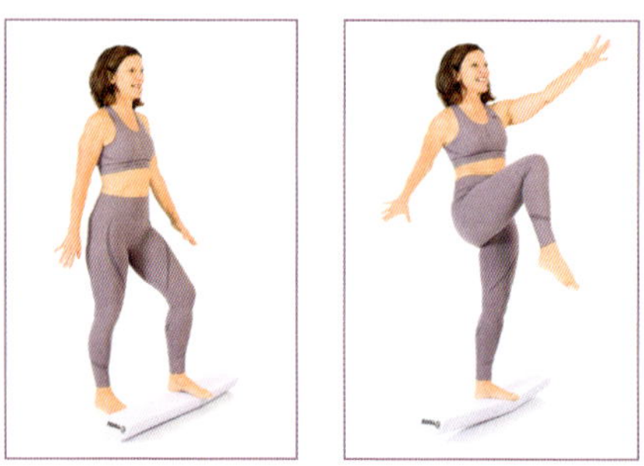

Übung 6 Kniebeuge auf der Halbrolle®

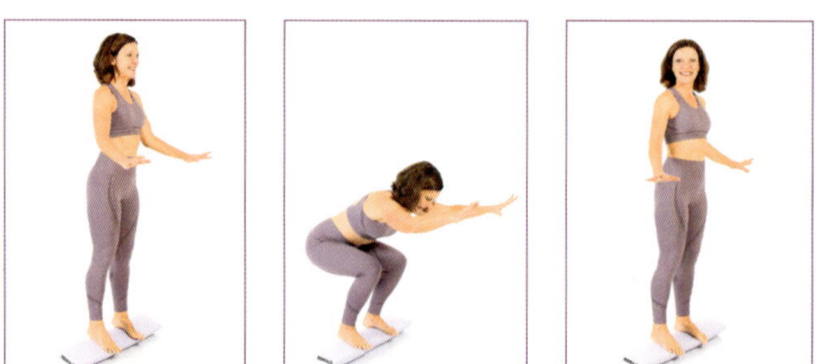

ÜBUNGEN IN DER RÜCKENLAGE

Übung 3 Beugen und strecken auf der Halbrolle®

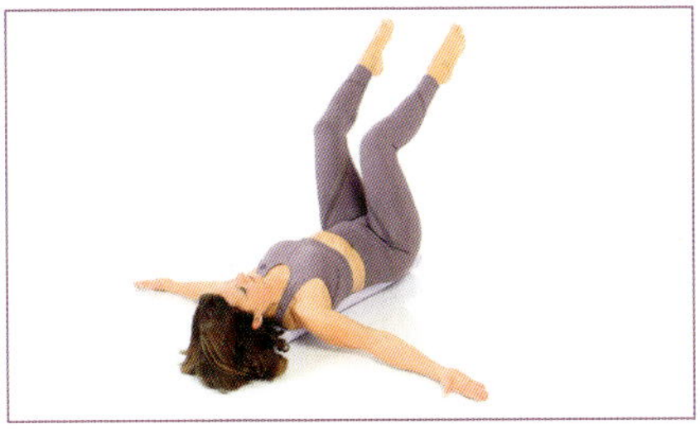

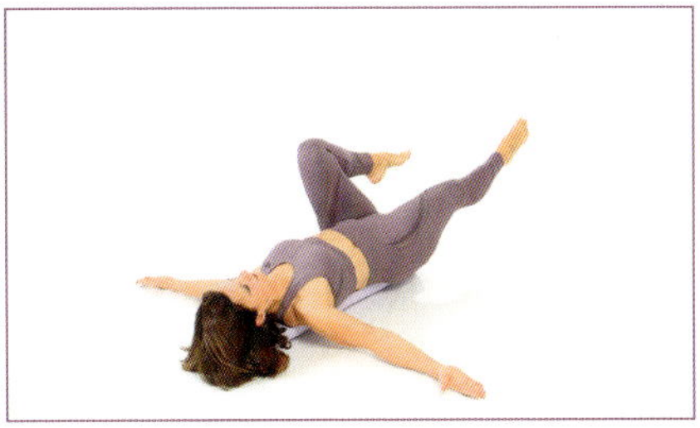

ÜBUNGEN IN DER BAUCHLAGE

Übung 2 Diagonal in Bauchlage auf der Halbrolle® liegen

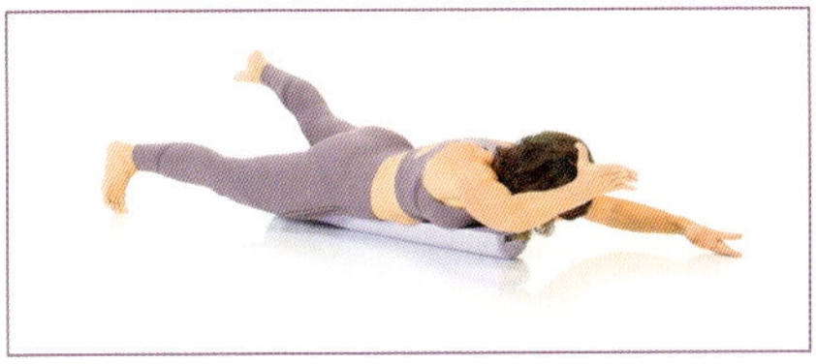

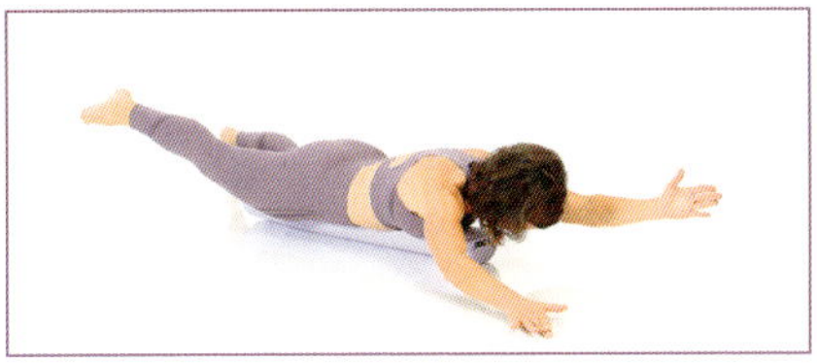

AUS KAP. 3

Übung 5 Rudern im Stehen mit der Halbrolle®

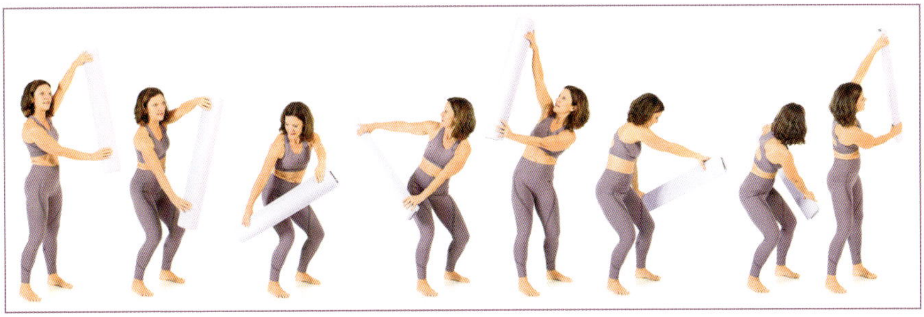

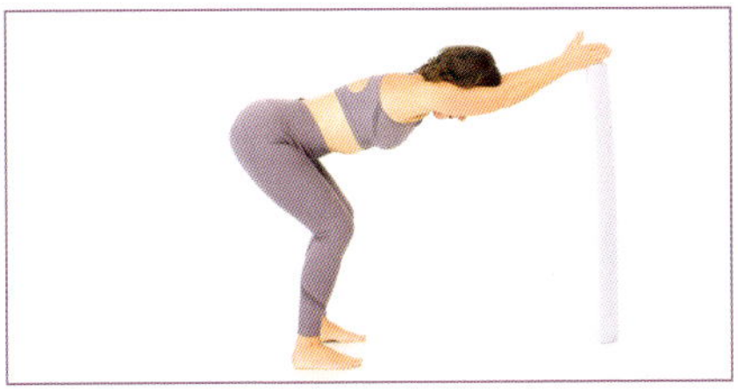

Übung 6 Das Brustbein spannen

4.11 FIT FÜR DEN GARTEN: GARTENARBEIT LEICHT GEMACHT

AUS KAP. 2

ÜBUNGEN IM STEHEN

Übung 4 In die tiefe Schrittstellung gehen auf der Halbrolle®

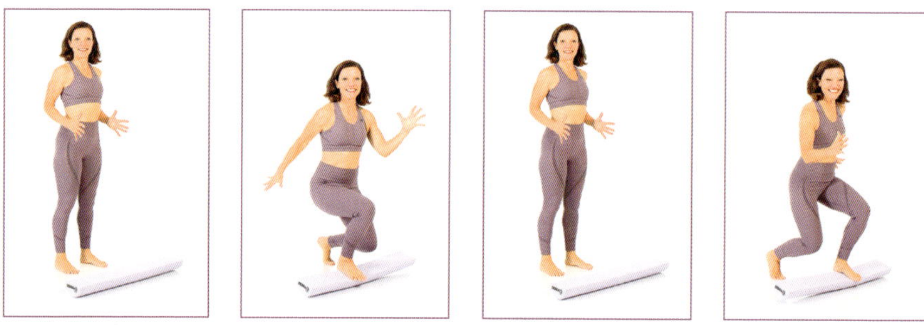

Übung 6 Kniebeuge auf der Halbrolle®

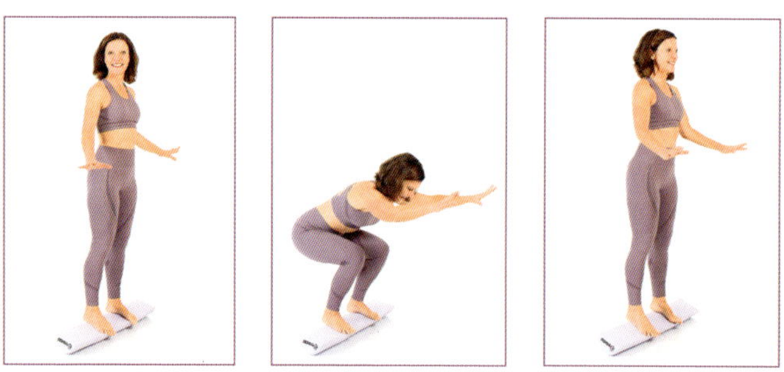

ÜBUNGEN IM SITZEN AUF DER ROLLE

Übung 2 Langer Rücken – langes Bein auf der Halbrolle®

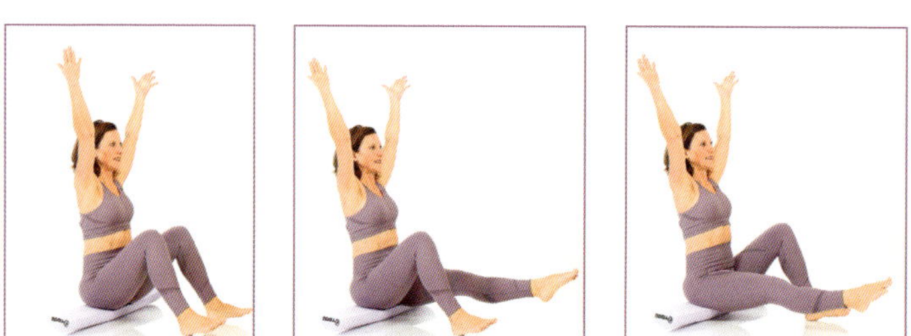

ÜBUNGEN IN DER RÜCKENLAGE

Übung 3 Beugen und strecken auf der Halbrolle®

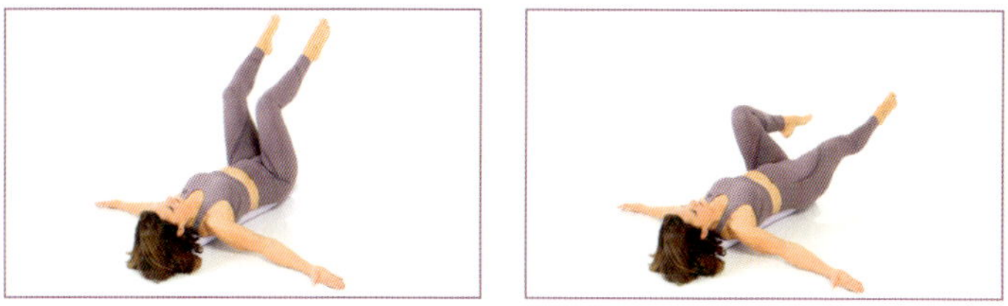

ÜBUNGEN KNIEND AUF DER HALBROLLE®

Übung 3 Diagonal im Vierfüßlerstand

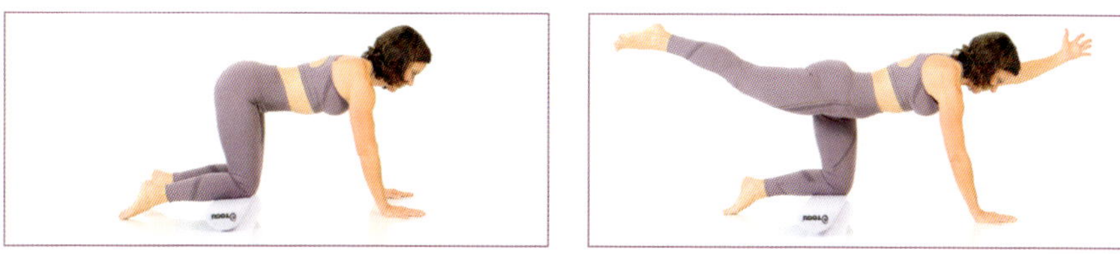

AUS KAP. 3

Übung 1 Schwingen

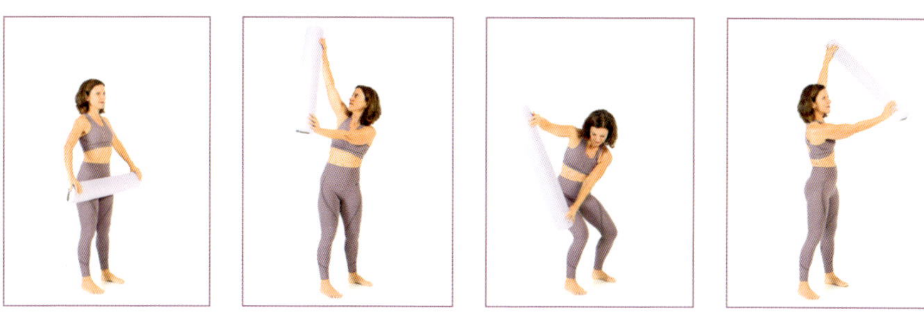

Übung 5 Rudern im Stehen mit der Halbrolle®

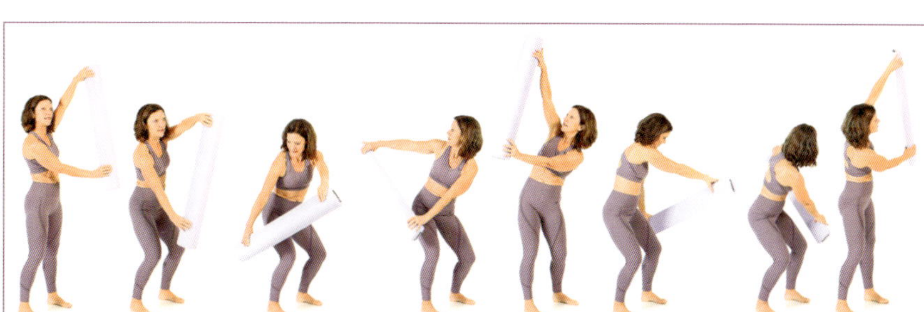

4.12 FIT IM BÜRO AM VORMITTAG

Büroworkout am Vormittag mit „Dehnen und beweglich sein"

AUS KAP. 3

DEHNEN UND BEWEGLICH SEIN

Übung 1 Schwingen

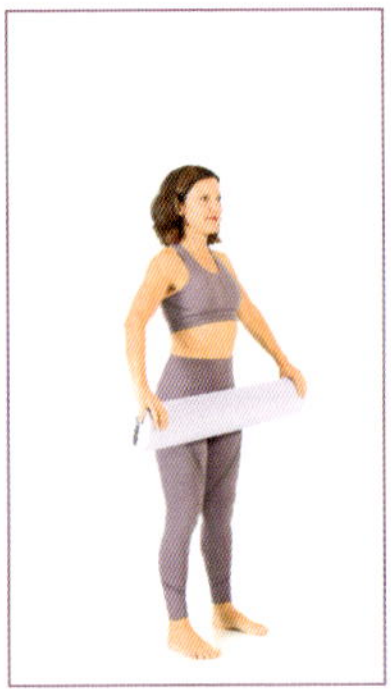
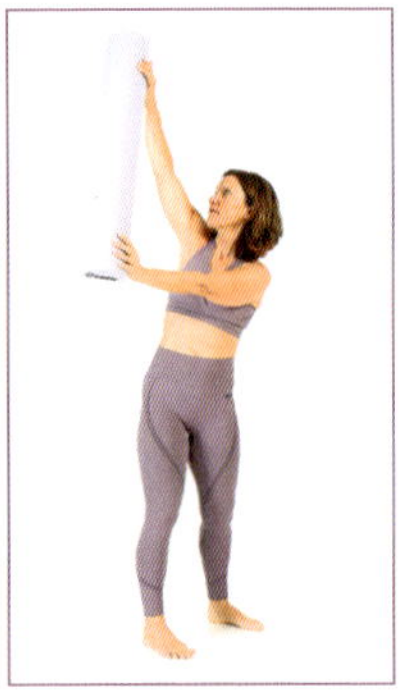
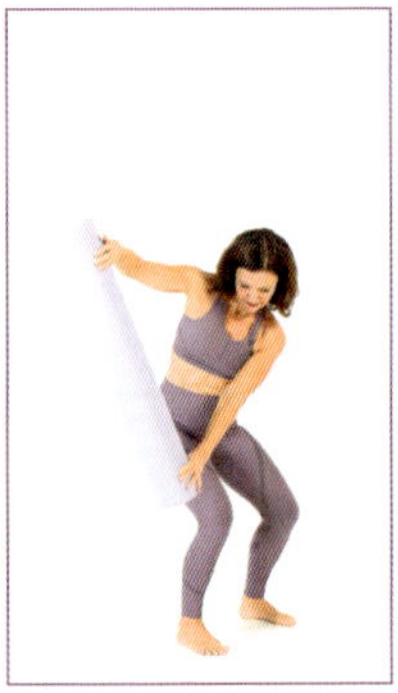
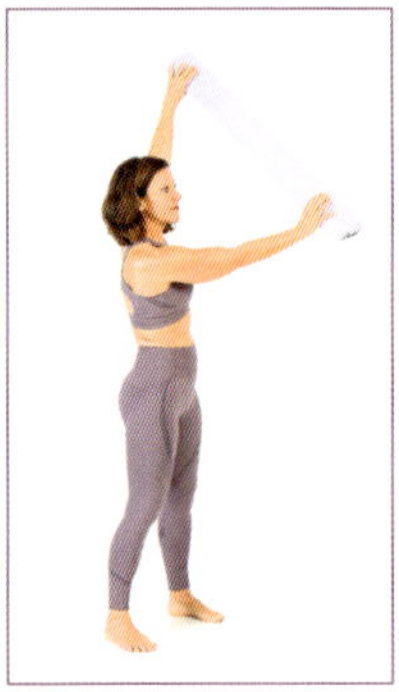

Übung 2 In den Nacken ziehen

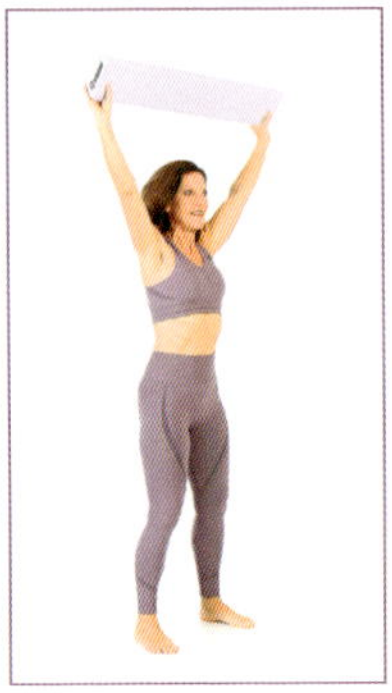
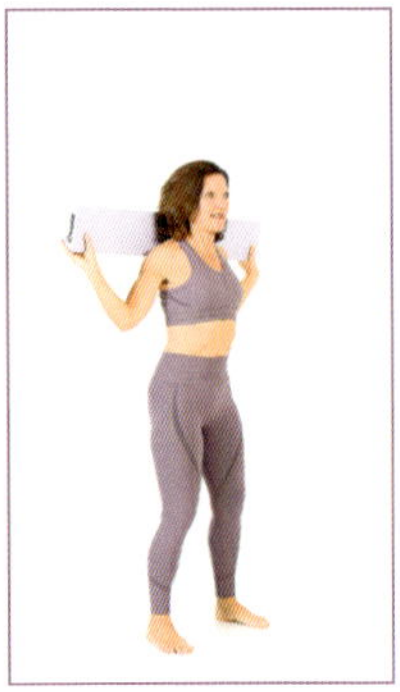

Übung 4 Flieger frontal und die Arme beugen

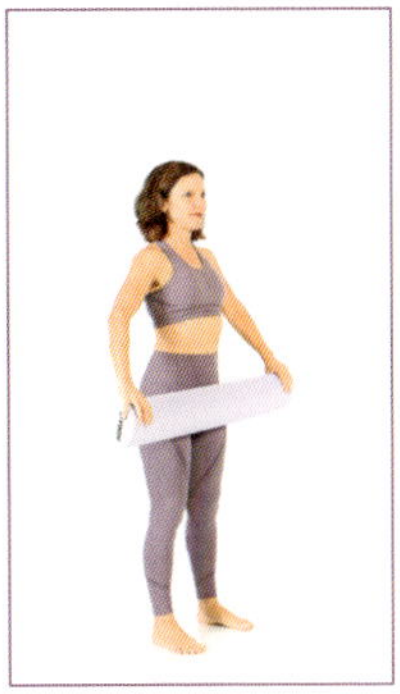
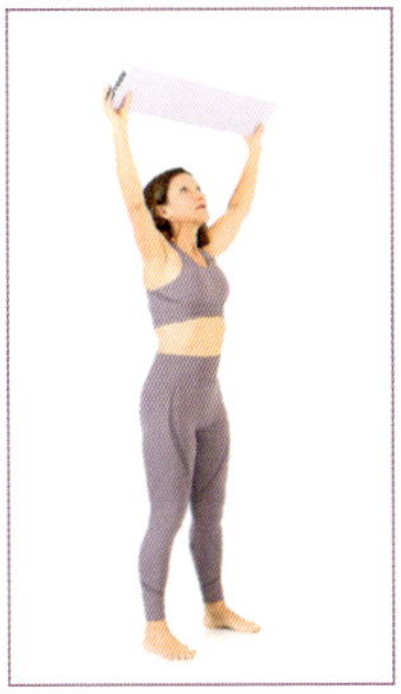
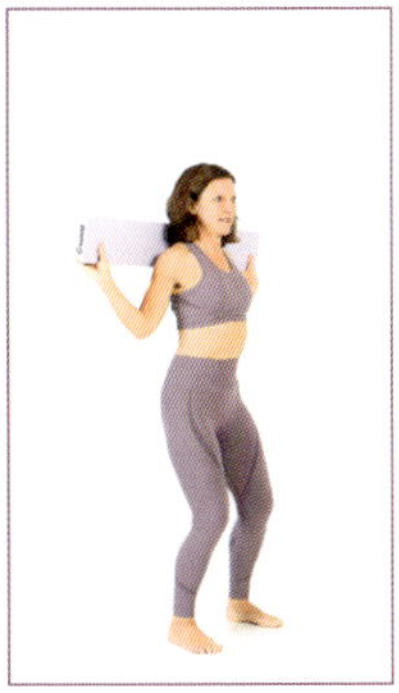
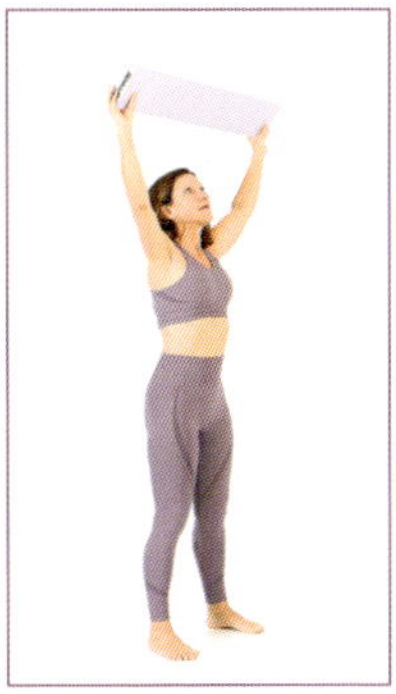

Übung 5 Rudern im Stehen mit der Halbrolle®

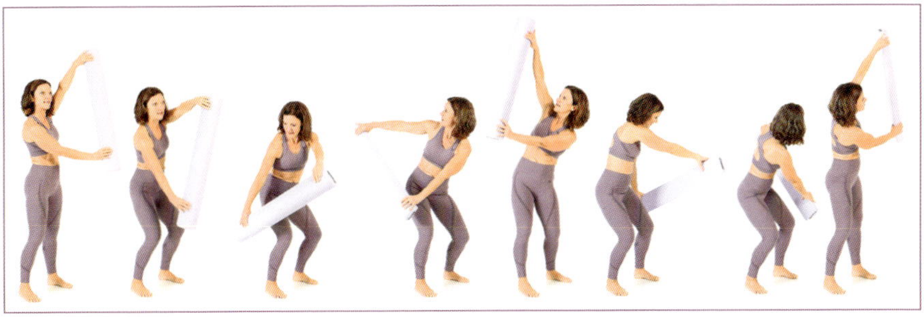

Übung 6 Das Brustbein spannen

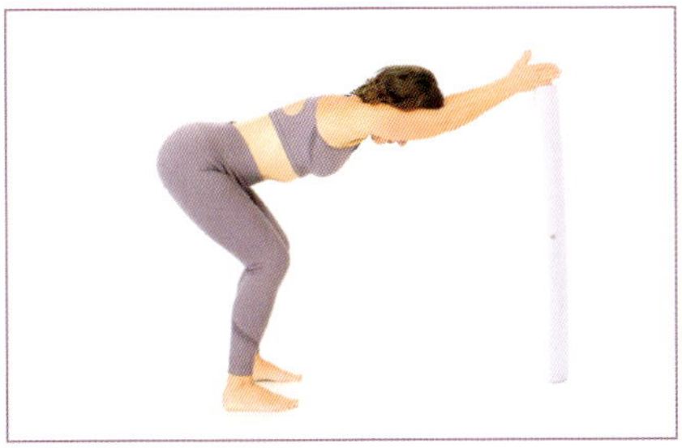

4.13 FIT IM BÜRO AM NACHMITTAG

Büroworkout am Nachmittag mit „Dehnen und beweglich sein"

AUS KAP. 3

Übung 8 Die Schultern nach hinten beugen

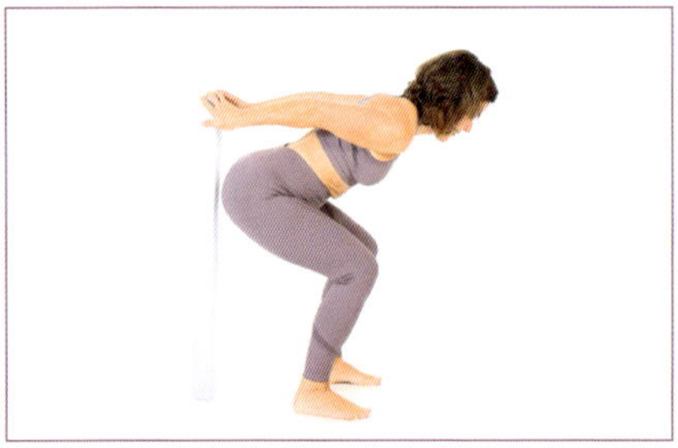

Übung 10 Halbrolle® eingeklemmt

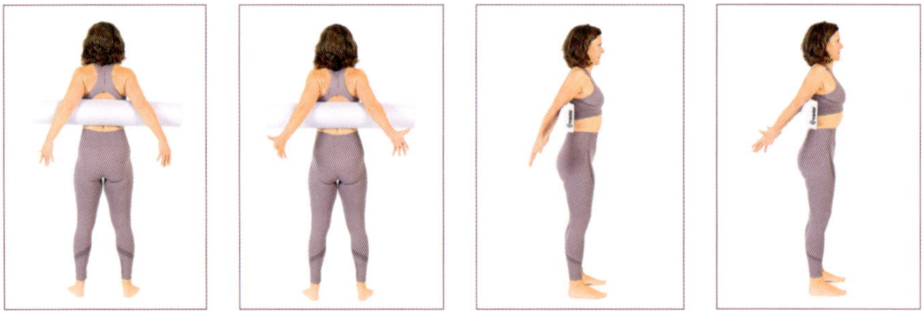

Übung 12 Twist gestreckt

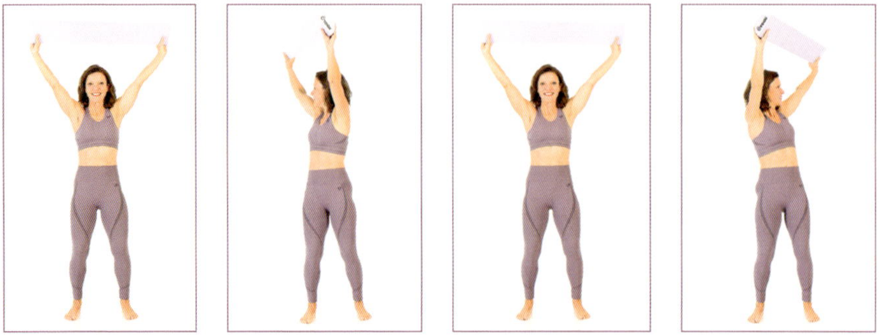

Übung 13 Flankendrehung

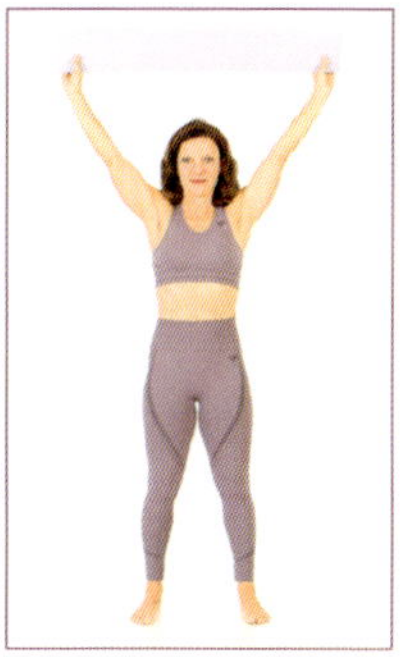
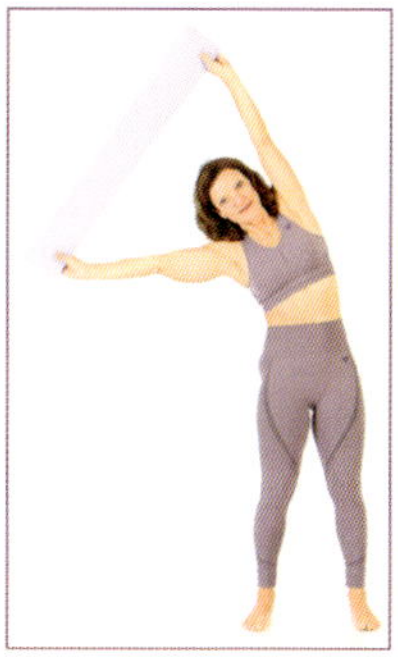
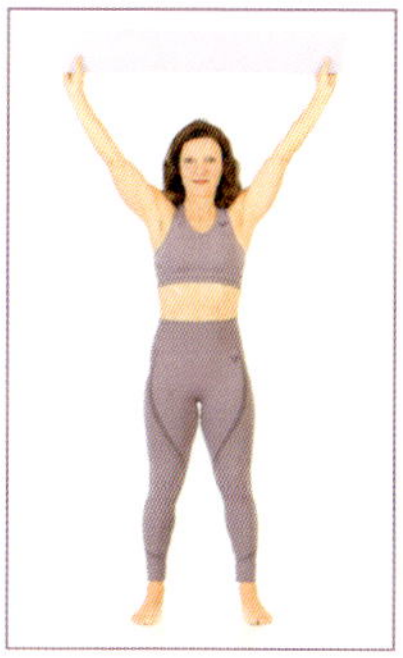
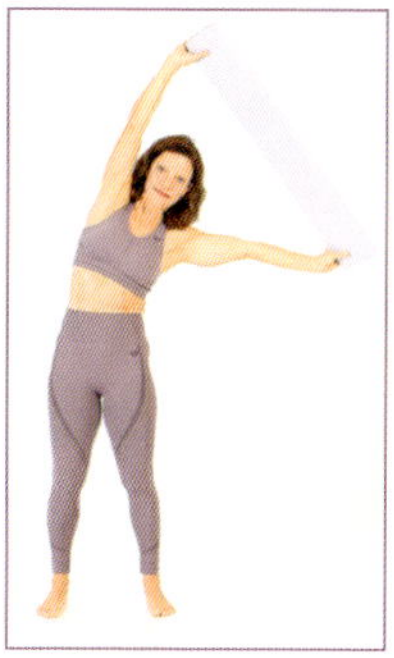

Übung 22 Dekontraktion der Hals-Nacken-Muskulatur

Variante 1 Brett vorm Kopf

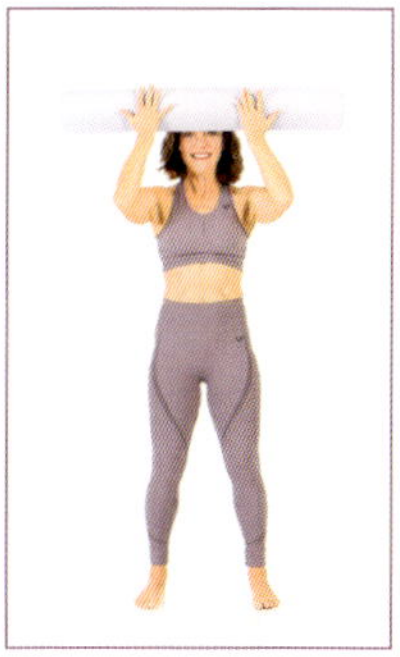

4.14 FITTER NACKEN: FIT IM NACKEN-SCHULTER-BEREICH

AUS KAP. 3

Übung 1 Schwingen

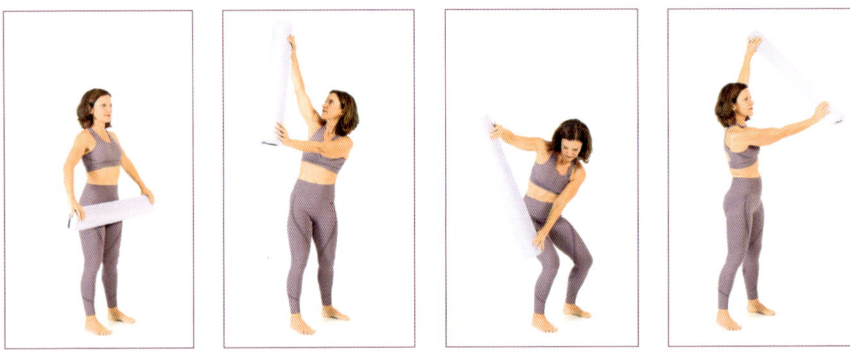

Übung 4 Flieger frontal und die Arme beugen

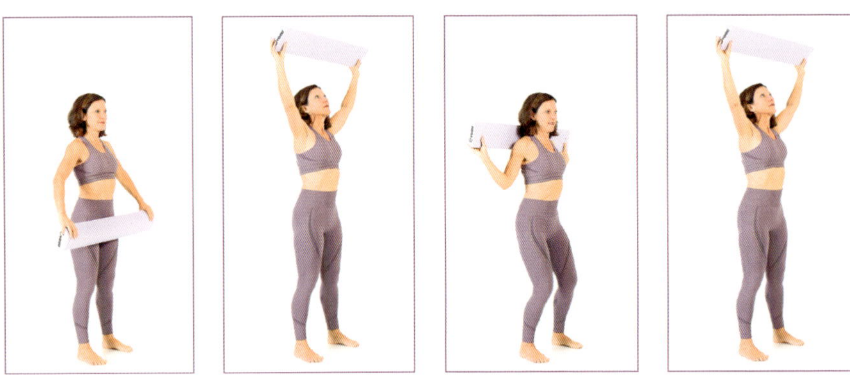

Übung 5 Rudern im Stehen mit der Halbrolle®

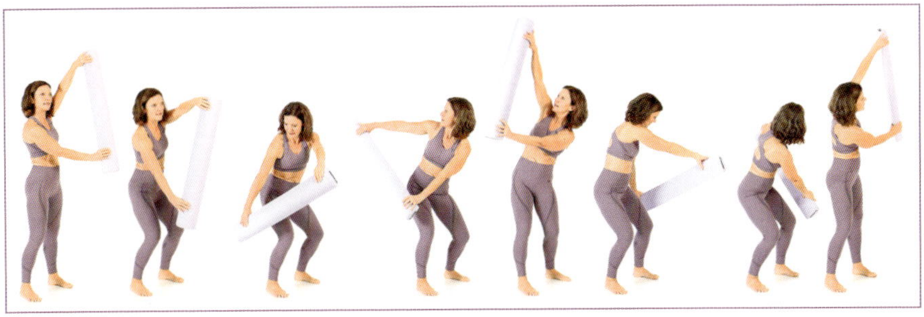

Übung 8 Die Schultern nach hinten beugen

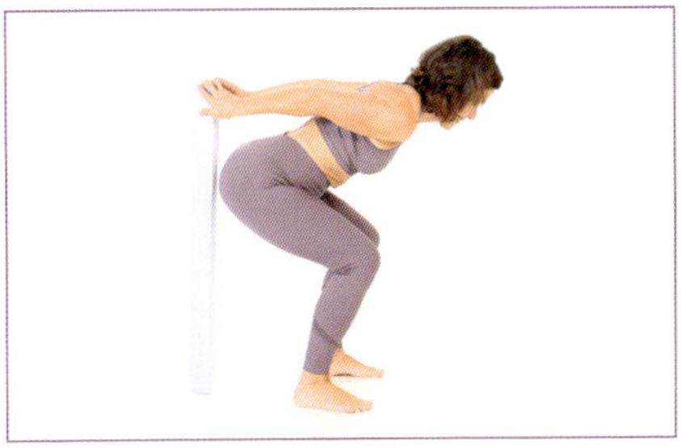

Übung 22 Dekontraktion der Hals-Nacken-Muskulatur

Variante 1 Brett vorm Kopf

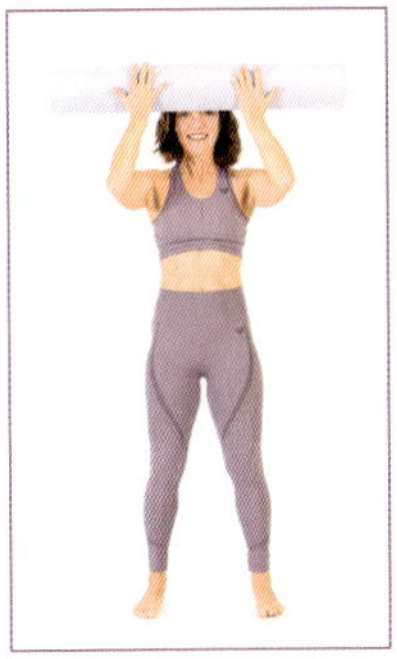

ANHANG

1 NACHWORT

Freude an der Bewegung

Auf der Wichtigkeitsskala für ein glückliches Leben steht für die meisten Menschen die Gesundheit an oberster Stelle. In Zeiten äußerer, veränderter Lebensumstände wie die der Pandemie und des Kriegsgeschehens rückt die Bedeutung der Gesundheit noch mehr in den Fokus der Menschen.

Ich möchte mit meinen Bewegungs- und Gesundheitsratgebern, Blogs und Posts motivieren, Eigenverantwortung für die individuelle Gesundheit und damit für das Glücklichsein zu übernehmen. Man darf sich auf der Grundlage der epigenetischen Forschungen bewusst machen, dass die Gene nur 20 Prozent unsere Gesundheit beeinflussen, aber 80 Prozent unser Lifestyle, sprich Bewegung, Ernährung, Entspannung, Entgiftung und erholsamer Schlaf.

Um letztendlich jedoch eine positive Wirkung auf Körper, Geist und Seele zu erzielen, muss die Freude symbiotisch mit allen Aktivitäten in Verbindung stehen. Nur, was wirklich mit Freude durchgeführt wird, tut letztendlich der Gesundheit gut.

Die Halbrolle® eignet sich in diesem Sinn ganz wunderbar für ein freudbetontes Training bzw. Leben. Die wackelige Herausforderung wird jedem Spaß machen! Wackelig neuronal – einfach genial!

FAZIT AM ENDE

Halbe Rolle – volles Lebensglück

Genießen Sie eine natürliche Ernährung. Lernen Sie, sich aktiv zu entspannen. Schlafen Sie erholsam und ausreichend. Lächeln Sie dem Leben zu!

Lassen Sie Ihr Leben Bewegung sein mit der fun-tastischen Halbrolle für volle Power.

Sie finden die Autorin auf Instagram®, YouTube® und Facebook®.

Anfragen und Informationen zu Workshops, Fortbildungen, Motivationsvorträgen, Kursen, Personaltraining, Vital-Wochenenden an die Autorin unter:

E-Mail: info@schreiber-benoit.de

Web: www.Schreiber-Benoit.de

2 LITERATURVERZEICHNIS

Nach Brügger, A. Gemeinschaftsarbeit der Physiotherapeuten des Forschungs- und Schulungszentrums Dr. Brügger unter der Leitung von Rolf Boner (1990). *Gesunde Körperhaltung im Alltag.* Zürich: Verlag und Herausgeber Dr. A. Brügger.

Evjenth, O. & Hamberg, J. (1990). *Autostretching.* Alfta Rehab Förlag, Schweden.

Myers, Th. W. (2. Auflage 2010). *Anatomy Trains. Myofasziale Leitbahnen.* München: Urban & Fischer.

Myers, T. & Earls, J. (2016). *Faszien-Release zur Verbesserung der Körperhaltung.* München: riva Verlag.

Schleip, R. & Bayer, J. (2021). *Faszien Fitness – Vital, elastisch, dynamisch in Alltag und Sport.* (4. Auflage). München: riva Verlag.

Schleip, R. & Baker, A. (2019). *Faszien in Sport und Alltag.* München: riva Verlag.

Schreiber-Benoit, P. (2020). *Einfach richtig älter werden.* Aachen: Meyer & Meyer Verlag.

Schreiber-Benoit, P. (1998). *Gymnastik gegen Rückenschmerzen.* Niedernhausen/Ts.: Falken Verlag.

Sisson, M. (2015). *Gesundheitsgeheimnisse aus der Steinzeit.* München: Goldmann Verlag.

Starrett, K. & Cordoza, G. *Werde ein geschmeidiger Leopard.* (2. Auflage 2016). München: riva Verlag.

Trepel, M. (2017). *Neuroanatomie.* (7. Auflage). München: Urban & Fischer/Elsevier.

Weineck, J. (2010). *Optimales Training.* (16. Auflage). Balingen: Spitta Verlag.

Zake, Y. & Golden, S. (1997). *Body-Rolling.* Rochester, Vermont: Healing Arts Press.

3 BILDNACHWEIS

Covermotiv: TOGU GmbH

Covergestaltung: Katerina Georgieva

Fotos Innenteil: TOGU GmbH

Innenlayout: Katerina Georgieva

Satz: www.satzstudio-hilger.de

Lektorat: Dr. Irmgard Jaeger

TOGU®

Pilates Halbrolle Premium

Trainings Chart

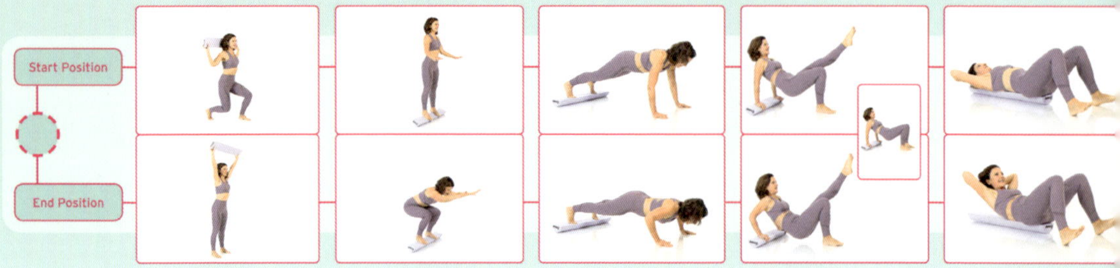

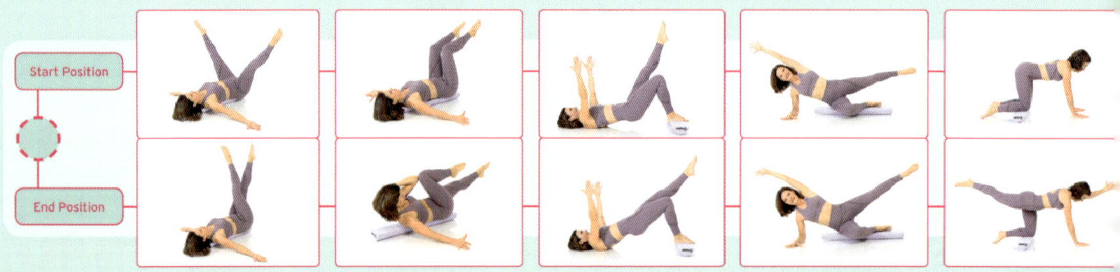

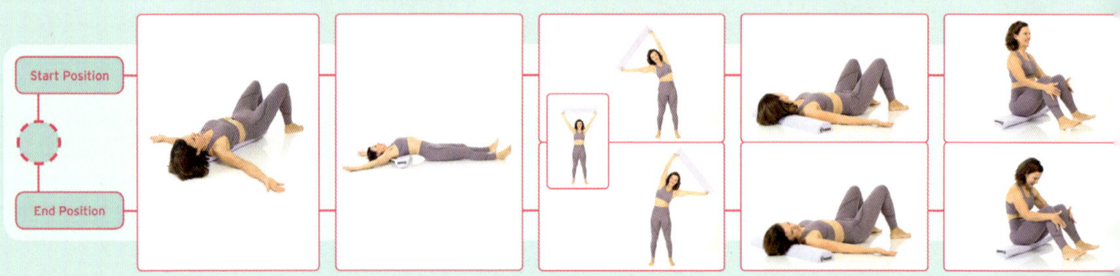

Wiederholungen und Sätze jeder Übung
Repetitions and sets of each exercise

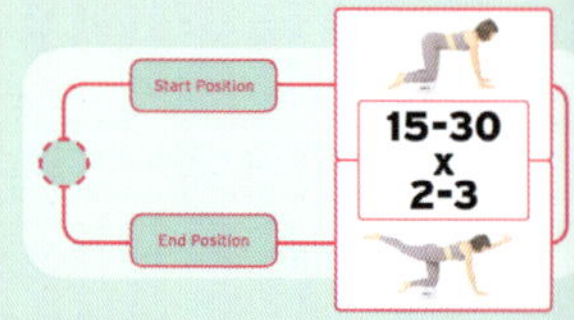

Gebrauchsanleitung online: www.togu.de

DE Die Gebrauchsanleitung (E-IFU) finden Sie auf www.togu.de bei dem Produkt.

EN The instructions for use (E-IFU) can be found at www.togu.de at the product.

BG Инструкциите за употреба (E-IFU) могат да бъдат намерени на адрес www.togu.de в продукта.

www.togu.de

CZ Návod k použití (E-IFU) naleznete na adrese www.togu.de.

DK Brugsanvisningen (E-IFU) findes på www.togu.de på produktet.

EE Kasutusjuhend (E-IFU) on leitav aadressil www.togu.de tootest.

EL Οι οδηγίες χρήσης (E-IFU) μπορείτε να βρείτε στο www.togu.de στο προϊόν.

ES Las instrucciones de uso (E-IFU) se pueden encontrar en www.togu.de en el producto.

FI Käyttöohjeet (E-IFU) löytyvät tuotteesta osoitteessa www.togu.de.

FR L' instruction d'utilisation (E-IFU) est disponible à l'adresse www.togu.de à trouver avec le produit.

HR Upute za uporabu (E-IFU) Nalaze se na www.togu.de na proizvodu.

HU A használati utasitás (E-IFU) a www.togu.de címen található a terméken.

IE Is féidir na treoracha úsáide (E-IFU) a fháil ag www.togu.de ag an táirge.

IS Notkunarleiðbeiningar (E-IFU) má finna á www.togu.de.

IT Le istruzioni per l'uso (E-IFU) si possono trovare all'indirizzo www.togu.de al prodotto.

LT Vartojimo instrukcijas (E-IFU) galima rasti adresu www.togu.de.

LV Lietošanas instrukcija (E-IFU) ir atrodama produkta tīmekļa vietnē www.togu.de.

MT l-istruzzjonijiet għall-użu (E-IFU) jistgħu jinstabu fuq www.togu.de /mt fuq il-prodott.

NL De gebruiksaanwijzing (E-IFU) is te vinden op www.togu.de bij het product.

NO Bruksanvisningen (E-IFU) finnes på www.togu.de for produktet.

PL Instrukcja użycia (E-IFU) znajduje się na stronie www.togu.de.

PT As instruções de utilização (E-IFU) podem ser encontradas em www.togu.de no produto.

RO Instrucțiunile de utilizare (E-IFU) pot fi găsite la www de la produs.

RU Инструкции по использованию (E-IFU) можно най сайте www.togu.de.

SE Bruksanvisningen (E-IFU) finns på www.togu.de.

SK Návod na použitie (E-IFU) nájdete na internetovej st www.togu.de.

SI Navodila za uporabo (E-IFU) najdete na www.togu.d izdelku.

CN 使用说明 (E-IFU) 可在以下网站上查到： www.to de。

KR 사용 지침 (E-IFU) 은 제품과 함께 www.togu.de 찾을 수 있습니다.

JP 使用説明書（E-IFU）は、製品の www.togu.de に ります

TOGU® GmbH • Atzingerstr. 1 • 83209 Prien - Germany • info@togu.de www.togu.de

Bei körperlichen Beschwerden konsultieren Sie Ihren Arzt oder Therapeuten.
In case of health issues, consult your doctor or therapist.

www.togu.d

Abonnieren Sie unseren kostenlosen Newsletter unter **www.dersportverlag.de**

WEITERER TITEL DER AUTORIN

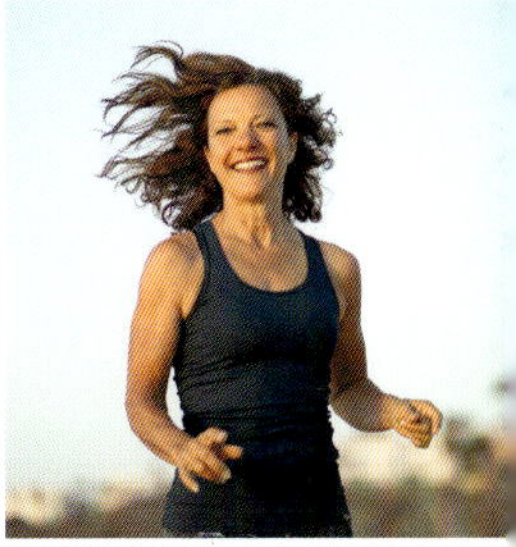

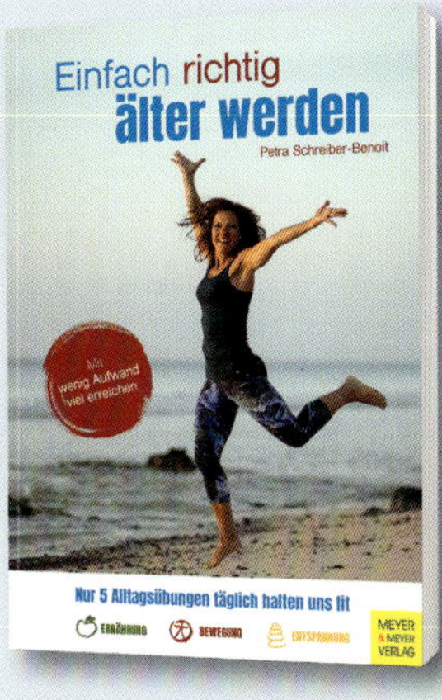

EINFACH RICHTIG ÄLTER WERDEN

ISBN 978-3-8403-7726-6

€ [D] 24,00/[A] 24,70

Einige wenige Alltagsübungen können uns helfen, gesund älter zu werden und fit zu bleiben. Gerade wenn man wenig Zeit hat, ist hier eine Alltagsroutine hilfreich. Neben einzelnen Übungen werden daher Mini-Workouts präsentiert, um mit nur fünf Übungen täglich fit und gesund zu bleiben. Zahlreiche Miniprogramme können per QR-Code als Videosequenzen abgerufen werden – die anschauliche Darstellung erleichtert das Üben. Beim Üben entwickelt sich die Kraft aus der Körpermitte heraus. Von den Fußspitzen bis in die Fingerspitzen wird über Muskelketten dynamisch in die Extension, die Streckung, die Aufrichtung „gearbeitet". Gleichzeitig wird die Beweglichkeit in den Gelenken erweitert. Das ist das Geheimnis der Effizienz dieser Bewegungskonzepte. Hera Lind und Hajo Heist alias Gernot Hassknecht schildern in ihren Vorworten die Effektivität der Workouts und ihre Begeisterung für diese Mini-Programme, die jeder problemlos in seinen Alltag integrieren kann.

Ernährungstipps für ein gestärktes Immunsystem und einfache Entspannungsübungen runden das Buch ab.

Mit diesem Training – Bewegung, Ernährung und Entspannung – erzielen Sie in kurzer Zeit einen maximalen Effekt und fühlen sich gesund und glücklich!

Bestellung über die Autorin:

MEYER & MEYER Verlag
Von-Coels-Str. 390
52080 Aachen

Telefon 02 41 - 9 58 10 - 25
Fax 02 41 - 9 58 10 - 10
E-Mail vertrieb@m-m-sports.com
Website www.dersportverlag.de

MEYER & MEYER VERLAG